MIX
Papier aus verantwortungsvollen Quellen
Paper from responsible sources
FSC® C105338
FSC
www.fsc.org

Haftungsausschluss:

Die Ratschläge im Buch sind sorgfältig erwogen und geprüft. Alle Angaben in diesem Buch erfolgen ohne jegliche Gewährleistung oder Garantie seitens des Autors und des Verlags. Die Umsetzung erfolgt ausdrücklich auf eigenes Risiko. Eine Haftung des Autors bzw. des Verlags und seiner Beauftragten für Personen-, Sach- und Vermögensschäden oder sonstige Schäden, die durch die Nutzung oder Nichtnutzung der Informationen bzw. durch die Nutzung fehlerhafter und/oder unvollständiger Informationen verursacht wurden, sind ausgeschlossen. Verlag und Autor übernehmen keine Haftung für die Aktualität, Richtigkeit und Vollständigkeit der Inhalte, ebenso nicht für Druckfehler. Es kann keine juristische Verantwortung sowie Haftung in irgendeiner Form für fehlerhafte Angaben und daraus entstehende Folgen von Verlag bzw. Autor übernommen werden.

Sollte diese Publikation Links auf Webseiten Dritter enthalten, so übernehmen wir für deren Inhalte keine Haftung, da wir uns diese nicht zu eigen machen, sondern lediglich auf deren Stand zum Zeitpunkt der Erstveröffentlichung verweisen.

Bibliografische Informationen der Deutschen Nationalbibliothek

Die Deutsche Nationalbibliothek verzeichnet diese Publikation in der Deutschen Nationalbibliografie; detaillierte bibliografische Daten sind im Internet über http://dnb.dnb.de abrufbar.

1. Auflage

Redaktion: Jérôme Helmke

Lektorat und Korrektorat: Annika Gutermuth, Markus Czeslik und Fabian Galla

Umschlaggestaltung: Verena Klöpper

Satz und Layout: Verena Klöpper

Illustrationen und Grafiken: Verena Klöpper und Susan Gilbert

Abbildungen im Innenteil: © Remo Rittiner – mit Ausnahme von Seite 28, 110 und 120 (Susan Gilbert, Certified Medical Illustrator, 175 59th Ave NE, St. Petersburg, FL 33703-2429, segilbert@medartist.com, http://medartist.com/gilbert.html)

ISBN Print: 978-1-955655-58-3

ISBN E-Book: 978-1-955655-59-0

www.remote-verlag.de

Remo Rittiner

Im Einklang mit dem HERZEN

Die wissenschaftlich messbare Herzmeditation für ein stressfreies, gesundes und glücklicheres Leben.

Remote Verlag

www.remote-verlag.de

INHALT

DANKSAGUNG

Danke an alle meine Lehrer*: A. Mohan, Sriram, Gary Kraftsow, Mukunda Stiles, Goenka, Marie Mannschatz und Dr. Joe Dispenza, die mir viel über die traditionellen und modernen Grundlagen der verschiedensten Meditationstechniken beigebracht haben.

Danke an Dr. med. Alfred Lohninger von der Firma «Autonom Health» für die «Maitri-Herzmeditationsstudie» und die zahlreichen HRV-Messungen, die er gemeinsam mit mir ausgewertet hat. Mithilfe dieser Messungen konnte ich eine sehr wirksame Meditationstechnik entwickeln, deren Wirkungsweisen mit wissenschaftlichen Studien überprüft werden konnten. Danke an dieser Stelle auch für seinen wissenschaftlichen Beitrag in diesem Buch zum Thema Herz und der Herzratenvariabilität. (HRV)

Danke an alle Teilnehmer der «Maitri-Herzmeditationsstudie» für die Bereitschaft, täglich zu meditieren und zweimal eine 24-stündige HRV-Messung durchführen zu lassen, über den Zeitraum von einem Monat. Danke auch für die verschiedensten Feedbacks zu euren Erfahrungen mit der Herzmeditation, die ich in diesem Buch veröffentliche.

Danke für die vielen positiven Feedbacks zur Herzmeditation von zahlreichen Teilnehmern an meinen Yoga-Ausbildungen und Meditations-Weiterbildungen. Mit euren tollen Erfahrungen habt ihr mich motiviert und dazu inspiriert,

die Technik der Herzmeditation weiterzuentwickeln und schließlich ein Buch darüber zu verfassen.
Danke an Dr. med. Ingfried Hobert für seinen Beitrag zum Thema «Herz aus psychosomatischer Sicht» und seine medizinische Forschungsarbeit über die Wirkung der traditionellen Mantren.

Danke an den indischen Yogi vom Berg Arunachala, der mich vor vielen Jahren tief im Herzen berührte und die Sehnsucht weckte, dem Ruf des Herzens zu folgen und das wahre Selbst zu entdecken.

Danke an den thailändischen Meditationsmeister aus Nakon, Ratchasima, der mir mit seiner Präsenz und Segnung half, die Essenz in mir so klar zu sehen.

* Der Autor spricht mit seiner Ansprache jedes Geschlecht sowie Diverse Personen an. Das generische Maskulinum wurde ausschließlich für eine bessere Lesbarkeit des Sprachflusses gewählt.

VORWORT

Jetzt ist ein guter Moment, innezuhalten und dem Herzen Zeit und Gehör zu schenken.

Lege deine linke Hand auf das Brustbein, schließe deine Augen und beobachte, wie sich dein Brustbein mit dem Atemrhythmus bewegt. Nimm nach ein paar Atemzügen bewusst wahr, wie es sich anfühlt, dem eigenen Herzen Zeit und Achtsamkeit zu schenken.

Unser Herz ist mehr als eine Pumpe, die das Blut mit wichtigen Nährstoffen versorgt und Sauerstoff durch den Körper transportiert. Es steuert und verbindet die verschiedenen Systeme wie zum Beispiel das Nervensystem und die Atmung. Das elektrische Feld des Herzens ist 40- bis 60 mal stärker als das des Gehirns, wie Forscher des Heart-Math-Instituts feststellen konnten. Die Neurowissenschaftler haben im Herzen sogar ein eigenes Nervensystem entdeckt, das über verschiedene Wege mit unserem Gehirn in Verbindung und Austausch steht. Das Herz ist der Ort, an dem wir Emotionen wahrnehmen können. In den alten östlichen Weisheitslehren wird es auch als «Sitz des Geistes und der Seele» bezeichnet.

Als ich das erste Mal von der sogenannten Herzratenvariabilitätsmessung (HRV) gehört habe, war ich sofort begeistert von der Idee, die verschiedenen Atem- und Meditationstechniken zu messen und zu erfahren, wie die verschiedenen Techniken auf das Herz und das Nervensystem wirken. Es liegt mir sehr am Herzen, die verschiedenen Meditationstechniken auch mithilfe moderner Wissenschaft zu überprüfen. Durch die HRV wurde es mir möglich, die zahlreichen Techniken, die ich gelernt und zum Teil auch selbst weiterentwickelt habe, auf deren Wirkung hin zu prüfen.

Meine Spannung und Neugierde war groß, als ich in Innsbruck die erste HRV-Messung mit Dr. Julia Raschenberger durchführte.

Umso größer war die Freude, als ich die Ergebnisse erhielt und sehen konnte, welche wunderbaren Wirkungen mit der «Maitri- Herzmeditation» erreicht werden können. Gleichzeitig war es auch ein Test für mich, ob die Herz-Meditationstechniken wirklich so wirksam sind, wie ich das immer gefühlt habe und auch von Teilnehmern meiner Yogakurse als Feedback erhalten habe. Die wissenschaftliche Bestätigung der vielfältigen positiven Wirkungen hat mich sehr gefreut. Es war mir ein Herzensanliegen, eine hochwirksame Meditation zu entwickeln, die auf Basis der Yogatradition nach Patanjali aufgebaut und mit den Erkenntnissen der neuesten Meditationsforschungen verbunden ist. Die Techniken der Herzmeditation sind undogmatisch, universal und zeitgemäß für den modernen Menschen zugänglich, der voll im Leben steht. Nun lade ich dich ein, innezuhalten und dir die Zeit zu schenken, über folgende Fragen zu reflektieren und nach Antworten zu suchen:

- Wie wäre dein Leben, wenn du dir mehr Zeit für dein Herz schenken würdest?
- Wie wäre dein Leben, wenn du dein Herz mehr spüren könntest?
- Wie wäre dein Leben, wenn du mehr auf dein Herz hören würdest?
- Wie wäre dein Leben, wenn du deinem Herzen mehr vertrauen könntest?
- Wie wäre dein Leben, wenn du noch mehr aus ganzem Herzen handeln würdest?

Welche Antworten erhältst du auf diese Fragen? Dieses Buch lädt dich ein, diese fünf Fähigkeiten zu entwickeln und ganz im Einklang mit deinem Herzen zu leben.

Dein Herz lügt nicht. Durch die praktischen Übungen und Herzmeditationen in diesem Buch kannst du die vier Schlüsselqualitäten, liebevolle Güte, Mitgefühl, Freude und Gelassenheit, entfalten.
Das kann sich auf deine Gesundheit, Lebensenergie und dein Glücklichsein sehr positiv auswirken.
Dieses Buch ist eine Einladung für alle, die bereit sind, mehr ihrem Herzen zu folgen und sich selbst zu finden. Es ist für all jene Menschen, die sich und anderen mehr Liebe, Toleranz, Freude und Gelassenheit schenken möchten.

Möge dieses Buch dich im Herzen berühren und auf einem Lebensweg unterstützen, der es dir ermöglicht, im Einklang mit deinem Herzen zu sein.

Remo Rittiner

EINLEITUNG

Herzlichen Dank,
dass du dich für dieses Buch entschieden hast!

«Hand aufs Herz» ist eine Redewendung, die uns allen bekannt und vertraut ist und die wir gerne nutzen, wenn es um das Thema Aufrichtigkeit und Wahrheit geht. Hast du gewusst, dass diese Redewendung ursprünglich aus gerichtlichen Prozessen kommt und Anwendung fand für Angeklagte oder Zeugen, die einen Eid schwören mussten? Früher mussten die Angeklagten beim Eid ihre Hand auf die linke Brust legen, an welcher Stelle bekanntlich der Sitz des Herzens ist.

Im Mittelalter galt das Herz als der Ort, an dem die Wahrheit wohnt, weshalb beim Schwur eine Verbindung zum Herzen geschaffen wurde. In der heutigen Zeit bedeutet die Redewendung «Hand aufs Herz», die Wahrheit zu sagen und ehrlich zu sein. Wir alle wissen, welch befreiende Kraft wir spüren, wenn wir die Wahrheit aussprechen und mit uns und anderen ehrlich kommunizieren.

Das Herz hat in allen Religionen eine große Bedeutung. So heißt es auch, beim Beten solle man mit dem ganzen Herzen dabei sein. Als Jesus nach dem wichtigsten Gebot gefragt wurde, antwortete er: mit ganzem Herzen Gott und den Nächsten wie dich selbst zu lieben. In der deutschen Sprache gibt es unzählige Redewendungen und Sprichwörter, die sich auf unser Herz beziehen. Einige Beispiele, die häufig benutzt werden:

- Sich etwas zu Herzen nehmen
- Es liegt mir am Herzen

- Es liegt mir auf dem Herzen
- Sein Herz ausschütten
- Es bricht mir das Herz
- Das Herz ist mir in die Hose gerutscht
- Das Herz auf der Zunge haben
- Aufs Herz hören
- Sich ein Herz fassen
- Ein Herz und eine Seele
- Aus dem Herzen sprechen
- Das rührt mich im Herzen
- Man sieht nur mit dem Herzen gut
- Das ist eine Entscheidung aus dem Herzen
- Das kommt aus meinem Herzen
- Dem Ruf des eigenen Herzens folgen
- Das ist mein Herzenswunsch

In allen Sprachen finden wir viele Redewendungen, die mit dem Herzen in Verbindung stehen. So wird in Thailand, wo ich lebe, sehr oft vom «guten Herzen», dem «heißen Herzen» und dem «kühlen Herzen» gesprochen, um ein Gefühl oder eine Person zu beschreiben.

Im Herzen verankert ist auch der Bereich, in dem wir die verschiedenen Emotionen sehr deutlich wahrnehmen können. Das wiederum ist möglich, indem wir unsere Achtsamkeit auf den Brustbeinbereich lenken. Mit einem unruhigen und zerstreuten Geist ist es schwierig, die tieferen Gefühle und die leise Stimme des Herzens wahrzunehmen. Als ich vor 27 Jahren dem Ruf meines Herzens gefolgt bin und nach Indien reiste, um bei einem indischen Yogameister Yoga zu lernen, war ich schlussendlich sehr glücklich, dass ich es gewagt habe, meinem Herzen zu folgen und alle Zweifel beiseitezuschieben. Dieser Herzensentscheid hat meinem Leben so viel Sinn, Erfüllung und auch Erfolg geschenkt. Es ist gleichzeitig der Ursprung meiner täglichen Meditationen, in denen ich versuche, meinen Geist dafür zu stärken, meinem Herzen zu lauschen. Im Yoga geht es um die Verbindung mit dem wahren Selbst in uns. Das spüre ich am deutlichsten im Herzbereich.

DIE GESCHICHTE DER HERZMEDITATION

Seit über 25 Jahren konnte ich bisher die verschiedensten Meditationstechniken aus der Tradition des Yoga und Buddhismus kennenlernen und praktizieren. Dabei machte ich viele tiefe Erfahrungen, die mein Leben auf der gesundheitlichen und spirituellen Ebene sehr positiv und nachhaltig verändert haben. In der indischen Yogatradition entdeckte ich die Kraft der Mantren, die die Atmung, Stimmung, Gefühle und den Geist so wunderbar verändern kann. Mantren lösen uns vom zerstreuten Geist und verbinden uns mit der Essenz unseres Herzens. Deshalb ist eine der Bedeutungen des indischen Wortes «Mantra» auch: «Schutz vor dem Geist».

Mittlerweile gibt es viele Studien über die Wirksamkeit der verschiedenen Mantren. Mein Freund Dr. med. Hobert hat in einer großen Mantra-Studie mit zahlreichen Teilnehmern eindrücklich nachgewiesen, wie sich Mantren auf die Gesundheit und die Psyche auswirken können. In der Yogatradition konnte ich viele Meditationstechniken kennenlernen, wie beispielsweise Chakrameditation, Pranameditation und verschiedene Herzmeditationen, die ich über einen längeren Zeitraum intensiv praktiziert habe. Vor vielen Jahren bin ich erstmals in der Yogaphilosophie auf die «Vier Schlüsselqualitäten des Herzens» aufmerksam geworden, die den heutigen Kern der Herzmeditationen darstellen.

Da ich sehr interessiert daran war, verschiedene Meditationstechniken kennenzulernen, konnte ich auch in der buddhistischen Tradition die «Vipassana»-Technik und Buddhas Herzmeditation, die «Metta»-Meditation, intensiv praktizieren.

Insbesondere die Metta-Meditation mit ihren vier heilsamen Sätzen hat mich sehr tief berührt und mein Herz geöffnet. Die vier Sätze lauten:

- «Möge ich glücklich sein»
- «Möge ich mich sicher und geborgen fühlen»
- «Möge ich gesund sein»
- «Möge ich frei und unabhängig sein»

Diese Sätze können inhaltlich angepasst werden, damit sie für den einzelnen Menschen stimmig sind. Wesentlich sind dabei die Wünsche nach Glück, Sicherheit, Gesundheit und Unbeschwertheit.

Der Ursprung der Metta-Meditation ist Buddhas Metta-Text, den er laut Legende zum ersten Mal 500 Mönchen gab, die ihn auswendig lernten und wieder rezitierten. Die stetige Wiederholung der sogenannten Metta-Wünsche beruhigte ihren Geist und besänftigte das Herz. Die Mönche übten mit grenzenlosen Herzen, alle Lebewesen zu lieben und ihnen Güte entgegenzubringen.[(1)]

Mit dieser Meditationstechnik gelang es mir leichter, in die Präsenz zu kommen, und zeitgleich erwies sich die Wiederholung der vier Sätze als sehr hilfreich dabei, fokussiert zu bleiben und nicht ständig von anderen Gedanken abgelenkt zu werden. Mit diesen vier Sätzen konnte ich mit meinem Herzen in Kontakt kommen, und die mentale Wiederholung half mir dabei, diese Herzenswünsche in meinem Herzen zu spüren und aufblühen zu lassen.

Dabei konnte ich beobachten, wie es mir immer leichter fiel, mir und anderen Menschen liebevoller und mitfühlender zu begegnen. Das Gefühl, jemanden mehr mit dem Herzen wahrzunehmen, hat mich wesentlich verändert. Früher habe ich sowohl mich selbst als auch andere Menschen mit meinem kritischen Verstand sehr oft negativ bewertet.

Diese Meditation hat mir zudem geholfen, meine unbewussten Themen mehr zu erkennen, was nicht immer angenehm war. Es erwies sich jedoch als überaus hilfreich, bewusster mit meinen negativen Gedanken und Gefühlen umgehen zu können.

Die Metta-Meditation konnte mir dabei helfen, mir und auch anderen toleranter zu begegnen, was ich bis heute als sehr heilsam und befreiend empfinde. Ich hatte das Glück, schon vor vielen Jahren auf das Buch «Lieben und Loslassen» zu stoßen. In diesem Buch geht es um die Herzöffnung durch Meditation.

So war es kein Zufall, dass ich viele Jahre später bei der Autorin und Meditationslehrerin Marie Mannschatz die Metta- Meditation in einem Intensiv-Retreat vertiefen konnte.

In der buddhistischen Tradition gibt es die sogenannten vier Brahmaviharas, welche die Herzensqualitäten Liebe, Mitgefühl, Freude und Gelassenheit beinhalten. Diese vier Schlüsselqualitäten für ein offenes Herz finden wir auch in der Yogatradition von Patanjali. So empfiehlt er in den «Yogasutren» ebenfalls, den Geist auf diese vier Qualitäten (Bhavanas) auszurichten. Sie begleiten mich jetzt schon seit über 27 Jahren auf meinem Lebensweg. Jeden Tag kultiviere ich eine dieser vier Qualitäten in der Herzmeditation und integriere sie in meinen Alltag. Als Buddha in Indien lebte, wurde er von einem Brahmanen gefragt, was er machen solle, um sicher zu sein, dass er nach seinem Tod zu Brahma (Schöpfergott) gelangen wird. Buddha gab ihm die Antwort, dass Brahma die Quelle der Liebe sei und deshalb der Weg dorthin über die Ausübung der vier Brahmaviharas, d. h. der Praxis von Liebe, Mitgefühl, Freude und Gelassenheit, erfolgt. (2)

Wissenschaftliche Studien über die Wirksamkeit von Meditation

Vor einigen Jahren bin ich auf Dr. Joe Dispenza gestoßen und habe mit großer Begeisterung angefangen, seine Bücher zu studieren. Seine verschiedenen Meditationstechniken praktizierte ich über einen längeren Zeitraum. Von Anfang an hat es mich fasziniert, mehr über die wissenschaftlichen Erkenntnisse und Wirkungsweisen der Meditation zu lernen und schlussendlich auch an mir selbst zu erfahren.

So lernte ich bspw., dass unsere Absicht und Gedanken die Hirnwellen positiv in synchronische Hirnwellen verändern können. Das ist einer der Gründe, weshalb die mentale Wiederholung der vier Schlüsselqualitäten der Herzmeditation so wirksam ist für das Gehirn und auch das Herz.

Der Gedanke «Ich liebe mich so, wie ich bin» kann also das Hirn und das Herz in einen kohärenten Zustand bringen. Das bedeutet, dass beide in einem harmonischen Zustand sind und sich gegenseitig austauschen können.

Im Gegensatz dazu kann ein Gedanke wie «Niemand liebt mich» unharmonische Hirnwellen erzeugen und damit die Herzratenvariabilität negativ beeinflussen. Meditation kann sehr hilfreich sein, um den unbewussten Anteil des Geistes (ca. 95 Prozent) bewusst zu erfahren.

In der Meditation können die Hirnwellen vom Beta- und Alpha- in den Theta-, Delta- und Gammabereich wechseln, was uns überaus empfänglich macht für außerordentliche Bewusstseinszustände. Durch bestimmte Atemtechniken ist es möglich, dass Gammawellen aufgezeichnet werden können. Auf meinem YouTube-Kanal «Yoga und Meditation» berichte ich ausführlich über meine Erfahrungen mit einer sehr wirksamen Atemtechnik von Dr. Joe Dispenza, bei der die Einatmung bewusst verlängert und angehalten wird, was das Energielevel sofort erhöht und laut seinen Messungen Gammawellen hervorrufen kann. Gammawellen werden auch als «Überbewusstsein» bezeichnet und erzeugen von allen Gehirnwellen am meisten Energie. Sie erregen das Gehirn und führen zu einem höheren Grad an Gewahrsein, Bewusstsein, Aufmerksamkeit und Energie im Hinblick auf kreative, transzendente oder mystische Erfahrungen. [(3)] In seinen Meditationen konnte ich tief eintauchen und dabei transzendente Erfahrungen machen, jenseits von Raum und Zeit.

Faszinierend war für mich die Erfahrung, dass ich durch diese Meditationstechniken sehr intensive Glücksgefühlszustände und unglaubliche Erfolge im Alltag erleben durfte.

In einem Satz zusammengefasst, ist es die klare Absicht, die erhöhte Energie, die mit einer positiven Emotion verbunden ist, für Transformation und Heilung zu nutzen. Schnell wurde mir bewusst, dass es nicht reicht, an etwas zu glauben, sich etwas Positives vorzustellen oder sich etwas zu wünschen, um das Leben nachhaltig positiv zu verändern. Ratgeber, die genau darauf pochen, bringen den Rezipienten selten das erhoffte Ergebnis und lassen sie ernüchtert zurück. Die Energie folgt der Aufmerksamkeit, und wenn es uns gelingt, etwas im Herzen wirklich zu spüren und im Geist zu sehen, dann ist es bereits als Möglichkeit vorhanden und kann sich daraufhin (auch) im Leben manifestieren.

Deshalb ist es so wichtig zu lernen, im Herzen präsent zu sein und sich bewusst für positive Emotionen zu öffnen. Zusätzlich ist es sehr hilfreich, loszulassen und in den Prozess und eine höhere Kraft zu vertrauen. Die Dinge von allein geschehen zu lassen und offen zu sein für all das, was kommt, kann wahre Wunder bewirken. Wie es Dr. Joe Dispenza immer wieder in seinen Ausführungen betont, ist es wesentlich, dass du dir etwas vorstellen kannst und darauf vertraust, dass es als Möglichkeit im Quantenfeld bereits existiert. Die vielen Testimonials mit Heilungsgeschichten von Menschen, die seine Meditationstechniken intensiv praktiziert haben, sprechen für sich und sind aus meiner Sicht der klare Beweis dafür, dass Meditation wahre Wunder bewirken kann. Ich bin sehr dankbar dafür, dass ich Dr. Joe Dispenza gefunden habe und von ihm und seiner außerordentlichen Arbeit so viel erlernen durfte. Mit großem Interesse und Begeisterung verfolge ich weiterhin seine wissenschaftlichen Studien, die ich auch in meine Meditationspraxis fortlaufend integriere. Mittlerweile gibt es zudem unzählige Meditationsstudien, die belegen, wie viele positive Wirkungen durch Meditation erzielt werden können. Deshalb habe ich eine eigene explorative Meditationsstudie mit mehreren Teilnehmern über meine Herzmeditation durchgeführt, um zu überprüfen, wie die Technik bei anderen Menschen wirkt.

Im vorliegenden Buch werde ich im späteren Verlauf noch ausführlicher über die Wirkungen meiner Herzmeditation sowie die Studie berichten.

Eine weitere wissenschaftliche Studie über die Wirkungen von verschiedenen Meditationstechniken wurde im Jahr 2012 vom Max-Planck-Institut von Tanja Singer durchgeführt.

Im ersten Modul wurden Achtsamkeitstechniken wie «Mindfulness» und «Vipassana» untersucht. Mindfulness ist eine bekannte Technik, den Körper bewusst wahrzunehmen, und die Vipassana-Meditation ist eine bekannte buddhistische Meditationstechnik, bei der die Atmung und die Empfindungen beobachtet werden. Sie wird auch Einsichtsmeditation genannt. Im zweiten Modul, der «Dyade»-Meditationstechnik, wird mit einer Partnerin meditiert. Dabei spielen Dankbarkeit und Mitgefühl eine wichtige Rolle. Im dritten Modul nimmt man eine Vogelperspektive auf eigene und fremde Denkmuster ein. Jede Technik hatte andere Effekte auf die Gehirnplastizität, d. h. auf die Fähigkeit des Gehirns, sich selbst zu regenerieren und erneut zu strukturieren.

Diese sogenannte neuronale Plastizität ist ein spannendes Thema. Ich bin überzeugt davon, dass in der wissenschaftlichen Forschung in den nächsten Jahren noch viel Neues über die Meditation entdeckt wird. Ich selbst messe meine Meditationen sehr oft mit der Herzratenvariabilitätsmethode (HRV) und bin immer wieder fasziniert von den Ergebnissen. Die Auswertung der Studie des Max-Planck-Instituts zeigt, dass sich im Modul 2 und 3 der Cortisolspiegel deutlich senkte, während sich die Konzentration verbesserte. Beim Modul 1 wurde der

Stress reduziert, wobei der soziale Stress auf hormoneller Ebene nicht reduziert wurde.
Im Modul 2 und 3 wurden das Mitgefühl erhöht und der für Mitgefühl zuständige Cortexbereich verdickt. Dabei wurden zudem strukturelle Veränderungen im Gehirn sowie eine Steigerung der sozialen Intelligenz festgestellt, was sich in erhöhter Empathiefähigkeit äußert.

Diese Studie bestätigte auch meine eigenen Erfahrungen, die ich mit der Herzmeditation machte und die mir unglaublich hilft, mehr Liebe und Mitgefühl für mich und andere Menschen zu empfinden.

Die Entstehung der Herzmeditation und meine Herzensvision

So kam es, dass ich eines Tages in einer sehr berührenden Meditation eine leise innere Stimme hörte, die mir zuflüsterte, eine eigene Meditationstechnik zu entwickeln. Dabei wurde mir sofort bewusst, dass sich die Technik auf die yogische Bhavana- und buddhistische Brahmavihara-Tradition beziehen würde.

Gleichzeitig war mir auch klar, dass die Meditationstechnik und ihre Wirksamkeit mit den neuesten wissenschaftlichen Forschungen übereinstimmen sollte. Außerdem sollte sie eine Meditationstechnik darstellen, die auch ohne Anleitung allein ausgeführt werden kann. Die Technik sollte zudem frei von religiösen oder ideologischen Dogmen und in einer universalen und zeitgemäßen Form aufgebaut sein. Dabei war es mir insbesondere wichtig, die Wirkungen der Meditation mit einer wissenschaftlichen Methode wie der HRV zu messen und zu überprüfen.

Es begann eine längere, durchaus intensive Zeit des Erforschens, der Entwicklung und Auswertung verschiedenster Techniken, die zu den heutigen vier Herzmeditationen führten.

Nachdem ich die Herzmeditationen über einen längeren Zeitraum selbst praktizierte und damit wundervolle Erfahrungen sammeln konnte, begann ich, sie allmählich in meinen Yoga- und Meditationsausbildungen zu integrieren. Es erfüllte mich mit großer Dankbarkeit und Freude, beobachten zu können, wie die Herzmeditationen anderen Menschen halfen, mit sich selbst in eine tiefgreifende Verbindung zu gelangen und ihre Gesundheit zu verbessern.

Viele Kursteilnehmer gaben mir die Rückmeldung, dass ihnen die Herzmeditation hilft, die vier Herzensqualitäten im Alltag noch besser zu entfalten. Als ich letztes Jahr während einer Onlinekonferenz die Meditation gleichzeitig vor mehreren hundert Menschen unterrichtete und permanent rote Herzchen auf meinem Bildschirm aufleuchteten, verspürte ich ein unbeschreibliches Glücksgefühl und große Dankbarkeit, diese Meditation mit vielen Menschen auf diesem Wege teilen zu können. Inzwischen habe ich die Herzmeditationen auch auf meinem YouTube-Kanal geteilt und konnte es kaum fassen, dass schon über 75.000 Menschen die kleine Herzmeditation mit den fünf Herzöffnern angeschaut und praktiziert haben. Die unzähligen und positiven Feedbacks haben mich in meiner Vision bestärkt, diese Technik mit vielen Menschen zu teilen und zu verbreiten. Das ist auch einer der Gründe, weshalb ich dieses Buch schon jetzt schreibe, obwohl mein Verstand eigentlich erst im nächsten Jahr damit beginnen wollte. Mein Herz und meine Begeisterung haben den Verstand besiegt, und das ist es, was mich immer wieder fasziniert und mit großer Freude erfüllt. Auf das eigene Herz zu hören und danach zu handeln, ist unglaublich befreiend.

Was erwartet dich in diesem Buch?

Es geht darum,

- die Geschichte und Entstehung der sogenannten Herzmeditation kennenzulernen,
- die Bedeutung des Herzens in verschiedenen Traditionen kennenzulernen,

- das Wissen übers Herz aus schulmedizinischer Sicht zu erweitern,
- eine Einführung zur Herzratenvariabilität HRV und wie wir damit unsere Gesundheit und unser Wohlbefinden messen können zu geben,
- die psychosomatischen Zusammenhänge zum Herz auf sich wirken zu lassen,
- die Erkenntnis, dass unser Herz die Wahrheit spricht, als Einladung wahrzunehmen, mehr auf unser Herz zu hören,
- deine ganz eigene Herzintelligenz weiterzuentwickeln,
- die Wirkungen der Herzmeditation kennenzulernen und einen Einblick in die Studie über ihre Wirksamkeit zu erhalten,
- wie du mit der «kleinen Herzmeditation» ganz einfach in den Kontakt mit deinem Herzen trittst,
- fundiertes Wissen und Inspirationen über die vier Herzensqualitäten zu erlangen,
- Reflexions- und Integrationsübungen kennenzulernen, um die vier Qualitäten zu entfalten und in deinen Alltag zu integrieren,
- Anleitungen zu den vier Herzmeditationen zu erhalten,
- einen Auswertungstest über die Wirkungen der Meditationen zu machen,
- eine Anleitung zu erhalten, wie du für dich selbst die passende Meditationstechnik finden kannst,
- Inspirationen zu geben, wie du dieses Wissen und die Erfahrungen in deinem Leben umsetzen kannst,
- wie du ganz im Einklang mit deinem Herzen leben kannst.

DAS HERZ ALS SITZ DER SEELE

Das Herz wird in der Geschichte, den verschiedenen Kulturen und Traditionen als wichtiger Bestandteil von uns beschrieben. Im Sufismus nimmt es eine zentrale Position ein, da es das Organ ist, mit dessen Hilfe die Rückbesinnung auf Gott möglich ist. Durch eine mystische Versenkung in die Weisheit des Herzens wird geistige Erkenntnis möglich und ein Weg zu Gott geebnet. Auch in der alten ägyptischen Kultur wurde das Herz und nicht das Gehirn als Zentrum des Lebens und der Weisheit betrachtet. Das ging sogar so weit, dass die alten Ägypter bei der Einbalsamierung, bei der alle Organe aus dem Leichnam entfernt wurden, das Herz wieder zurücklegten. (4)

In der christlichen Tradition gilt das Herz zudem als der Ort, an dem wir das von Gott Mitgeteilte hören und empfangen können. Auch für die alten Griechen und ebenso in der indischen Tradition gilt das Herz als das Zentrum der Seele. In zahlreichen alten indischen Yoga- und Ayurveda-Texten wird der Sitz der Lebenskraft (Prana) dem Herzbereich in der Mitte beim Brustbein zugeordnet.

In diesem Bereich reguliert «Prana Vayu» die Lebenskraft und vermittelt zwischen Kopf und Herz. Es ist verbunden mit dem Element Luft und gleichzeitig zuständig für die Gefühle und Emotionen. Prana Vayu ist die aufstrebende Kraft der Einatmung, die uns innerlich und äußerlich aufrichtet. Sie reguliert die Tätigkeit des Intellekts, die Funktion des Herzens, der fünf Sinnesorgane und die geistige Konzentration. Das alles sind Gründe, weshalb wir in den Herzmeditationen den Fokus auf den Brustbeinbereich richten. Bei emotionalen Störungen wie Traurigkeit, Angst oder Wut können wir spüren, wie sich dieser Bereich des Brustkorbs zusammenzieht und anspannt. Die bewusste und sanfte Einatmung kann die geistige Aufnahmefähigkeit steigern. Das emotionale Gefühl des Sich-Öffnens, das mit der bewussten Sauerstoffaufnahme verbunden ist, kann in uns sehr positive Gefühle aktivieren.

Hinter dem Brustbein ist auch das sogenannte Herzchakra «Anahata», was im Sanskrit «unverletzt», «ungeschlagen» bedeutet. Es steht für universelle Liebe, Mitgefühl, Toleranz, Vergebung, Dankbarkeit wie auch Wertschätzung. Es ist das sogenannte vierte Chakra und liegt in der Mitte der sieben Energiezentren, womit es die unteren mit den oberen Energiezentren verknüpft. Während es bei den unteren Chakren hauptsächlich um die Grundbedürfnisse des Lebens geht, stehen im vierten Chakra die Selbstlosigkeit sowie die Verbindung mit unserem Herzen und der Seele im Vordergrund. Durch die Herzmeditationen können wir in diesen Themenbereichen in die Balance kommen, eine Balance, die zwischen Kopf und Verstand auf der einen sowie Liebe und Mitgefühl auf der anderen Seite zustande kommt. Sie hilft uns dabei, von der ichbezogenen Selbstsucht in das Gefühl für die Gemeinschaft zu gelangen, was bspw. entsteht, wenn wir uns liebevoll um unsere Mitmenschen kümmern und das Gemeinsame, Verbindende gestärkt wird. Das Sanskrit-Wort «Hridaya» hat viele Bedeutungen wie Herz, Mitte, Herz als Sitz geistiger Vorgänge, Zentrum, Liebste, Geheimste und wird auch als das spirituelle Herz als Sitz Gottes oder der Seele bezeichnet.

«Hridaya» wird oftmals auch als spirituelles Herz übersetzt. «Hri» bedeutet «zu nehmen» und «da» «zu geben», «ya» hingegen kommt von «yam», was «Balance» bedeutet. Also könnte man auch sagen, Hridaya ist das, was in optimaler Balance gibt und nimmt. Wir alle kennen den Spruch: «Geben und Nehmen sollten in Balance sein».

Im Gegensatz zum Konzept des Herzchakra, das mit einer Funktion verbunden wird, gilt Hridaya als ein umfassenderes Konzept, das für das Göttliche und Gott steht. Über den genauen Ort von Hridaya gibt es unterschiedliche Ansichten und Theorien. Diese gehen von der Mitte zum Brustbein bis etwas nach seitlich rechts des Brustbeins. Am sinnvollsten ist es, selbst herauszufinden, welcher Bereich im Brustkorb am deutlichsten spürbar ist. Es gibt viele Begriffe wie etwa «Hridaya Dharma». Das meint, man solle aus dem Herzen handeln. In vielen alten indischen Schriften wie in den «Upanishaden» finden sich zahlreiche Angaben, die darauf hinweisen, dass wir die Seele in unserem Herzen finden können.

So heißt es auch in den «Yogasutren» von Patanjali «hrdaye Cittaamvit», was übersetzt werden kann mit: «Versenkung in das Herz bringt genaues Wissen über das Citta» (das wahre Selbst). Dadurch können wir unser Denken und Fühlen für uns selbst besser erklären. Obwohl es in den verschiedenen Kulturen und Traditionen sehr viele unterschiedliche Sichtweisen über die Funktion und Bedeutung des Herzens gibt, gilt das offene, warme und empfindsame Herz als ein universeller, durchaus erstrebenswerter Zustand. Die meisten Leser kennen die Aussage: «Man sieht nur mit dem Herzen gut. Das Wesentliche ist für die Augen unsichtbar», was der Titel des Buches «Der kleine Prinz» von Antoine de Saint-Exupéry ist.

DAS HERZ – EPIZENTRUM DES KÖRPERS

Alle traditionellen Medizin-Philosophien betrachten das Herz als übergeordnetes Organ. Es ist der Sitz des Feuers, der Wärme und somit auch des Geistes, des «Ich». Zudem steht es in Verbindung mit dem «großen Ganzen». Das Herz nimmt innere und äußere Veränderungen wahr und reagiert sehr empfindlich darauf. Es hat ein Bewusstsein, eine feine Wahrnehmung und reagiert, wenn unsere Lebensweise nicht der inneren Wahrheit entspricht. Es dient also der Fremd- und der Selbstwahrnehmung. Ein Herz im Gleichgewicht kann mit der Umwelt in Kontakt treten und kommunizieren. Es kann Freude und Liebe empfinden.

In allen drei Medizinsystemen wird beschrieben, dass es bei einem Ungleichgewicht zu Egoismus und Rücksichtslosigkeit kommen kann. Menschen, die unter dieser Art des Ungleichgewichts leiden, haben das Gefühl, alles kontrollieren zu müssen. Sie sind sehr im Materiellen verhaftet. Alles, was sich außerhalb der sinnlichen Wahrnehmung befindet, akzeptieren sie nicht.

Bei Misserfolg kann es am Tag zu einer aufgesetzten guten Laune kommen, die sich bis zum Übermut steigern lässt. In der Nacht aber überfällt sie dann plötzlich eine tiefe Mutlosigkeit. Sie kann bis zur Depression und zu Suizidgedanken führen. Sie fühlen sich von der ganzen Welt verlassen. Es sind diese Symptome, die schlussendlich auch zu einem Herzinfarkt führen können.

Unser Herz nimmt also alle äußeren und inneren Impulse auf und speichert sie. Bei einem zu großen Ungleichgewicht wird das Herz überfremdet. Die seelische Befindlichkeit und die Ich-Organisation werden gestört.

In allen Philosophien wird dies, wenn auch in unterschiedlicher Sprache und Symbolik, beschrieben.

ANATOMIE DES HERZENS

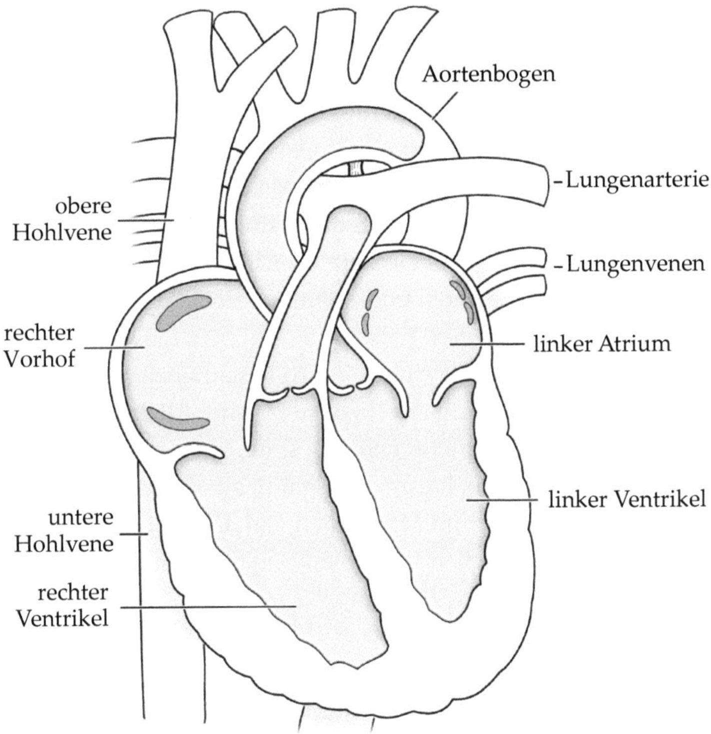

DAS HERZ IN DER SCHULMEDIZIN

Und was sagt die Schulmedizin dazu? Dort nimmt das Herz ebenfalls eine Sonderstellung ein: Seine Lage in der mittleren Körperhöhle, zwischen dem «schnellen» Zentralnervensystem im Kopf und dem «langsamen» Verdauungssystem in der Bauchhöhle, lässt es eine funktionell rhythmische «Mittelstellung» einnehmen. Gleichzeitig ist es in unmittelbarer Nähe zum rhythmischen Organ Lunge. Sie versucht, die Herzaktion mit jedem Atemzug in Gleichklang mit der Atemfrequenz zu bringen. Über Variationen des eigenen (Herz-)Rhythmus lädt das Herz die anderen rhythmischen Systeme ein – also alle –, mit Herz und Lunge mitzuschwingen – solange man lebt.

Letztendlich ist es so, dass alle bewussten und unbewussten Informationen von Nervenendigungen und Nervenzentren, Sinnesorganen, hormonellen Impulsen, Schmerz, Müdigkeit, Anspannung, Angst, Freude, Durst, Völlegefühl usw. jegliche Aktivität des Herzens andauernd verändern.

Das beginnt bereits im Mutterleib und endet mit dem letzten Schlag, der den Eintritt des Todes bedeutet. Und so, wie alle Organe Impulse erhalten, um zum Wohle eines Ganzen zu funktionieren, und gleichzeitig Informationen weiterleiten, um Grundlagen zu schaffen zur Koordination des Ganzen, zeigt sich diese Wechselwirkung mit allen Strukturen und Funktionen des Organismus beim Herzen besonders ausgeprägt. Ausgeführt wird dieses permanente «Schwingen» des Herzens von unserem autonomen Nervensystem.

DAS HERZ ALS MESSINSTRUMENT

Da das Herz also eine enorme Fülle an Information in sich aufnimmt und nach außen trägt, bietet es sich als «Auskunftsorgan» geradezu an – umso mehr, als es seine Informationen als stärkste elektromagnetische Kraftquelle mit 2,4 Watt Leistung an jede Körperzelle weiterleitet. Zum Vergleich: Eine Halogen-Miniaturlampe fürs Fahrrad hat ebenfalls 2,4 Watt Leistung. Das ist genug, um nachts den Radweg zu beleuchten. Jeder Herzschlag liefert etwa jede Sekunde eine Information, das macht rund 100.000 in 24 Stunden. Es handelt sich hierbei um eine riesige Datenmenge, die auf einfachste Weise über ein einfaches Elektrokardiogramm (EKG) erfasst, gespeichert und weiterverarbeitet werden kann.

Die «Decodierung» der – nur scheinbar – verborgenen Informationen liegt in der Ursachenforschung von Anpassungsvorgängen, welche die Muster der Herzschlagfolge bedingen.

DIE HERZRATEN-VARIABILITÄT

Bei gesunden Menschen reagiert das Herz wie ein Hightech-Instrument ununterbrochen unmittelbar auf alle Signale, die wir im Außen erleben und im Inneren denken und fühlen, mit fein abgestimmten Veränderungen («Variationen») der Herzschlagfolge. Diese Veränderungen werden von unserer inneren Uhr, unserer Atmung, unseren Emotionen und von äußeren Einflüssen gesteuert. Eben dieses Phänomen nennt man «Herzratenvariabilität» (HRV). Sie dient dazu, bestmöglich auf diese inneren und äußeren Reize zu reagieren, und folgt ausschließlich physiologischen Gesetzmäßigkeiten.

Was beeinflusst die HRV?

Es ist bekannt, dass die Herzfrequenz bei körperlicher Anstrengung oder Stress ansteigt, während sie bei Ruhe oder im Schlaf sinkt. Dieses «Auf und Ab» findet sich aber nicht nur als natürliche Anpassung an Aktivierung und Regeneration, sondern im Kontext jeder menschlichen Aktivität. Sogar beim Einatmen wird der Herzschlag kurzfristig schneller, um sich beim Ausatmen wieder zu verlangsamen.

Lebensalter, Geschlecht, circadianer Rhythmus, Jahreszeit, Trainingszustand, Gesundheitszustand, Umgebungseinflüsse, Medikamente, Alkohol und vieles mehr sind sogenannte HRV-modifizierende Faktoren.

Gibt es eine gute und eine schlechte HRV?

Es gibt ein optimales Maß an Variabilität: Eine zu hohe HRV kann sich nachteilig auf den Energieverbrauch des Organismus auswirken. Eine zu niedrige HRV ist mit verschiedenen physischen und psychischen pathologischen Krankheiten verbunden, wie Angststörungen, affektiven Störungen, Herzerkrankungen, Diabetes, Neuropathie und Myokardinfarkten, aber auch mit mentalem Stress. Ein Meister der TCM (Traditionelle Chinesische Medizin) verglich diese Vitalität mit der Fähigkeit einer jungen, elastischen Weide, sich einem Sturm anzupassen. Je stärker der Wind, desto weiter die Schwingung, bis sich der Sturm legt und der Baum wieder eine Mittelstellung in Ruhe einnehmen kann.

Ebenso kann man das Organsystem des Menschen betrachten: flexibel in jungen Jahren, sich langsam verhärtend und die Elastizität verlierend im Alter. Ob man nun die Biegsamkeit oder Beweglichkeit der Gefäße, der Gelenke oder des Geistes betrachtet – das Prinzip ist immer das gleiche.

Was steuert die HRV?

Die Steuerung geschieht durch eine Vielzahl ineinandergreifender Mechanismen, die in den Rhythmen von Langzeitmessungen der HRV entdeckbar geworden sind. Von grundlegender Bedeutung ist, dass die Aktivität des autonomen (= vegetativen) Nervensystems, das alle unsere Körperfunktionen ohne willentliche Beeinflussbarkeit steuert, in der HRV exakt diagnostizierbar ist: das Aktivieren des Sympathikus (im Sinne der Anspannung, aber auch Leistung) und des Parasympathikus (im Sinne der Ökonomisierung und Erholung).

Der Sympathikus wird aktiv, wenn Gefahr droht, wir aufmerksam und konzentriert sein sollen. Für diesen urgeschichtlichen Instinkt braucht der Körper Energie, weshalb z. B. Adrenalin (ein Stresshormon) ausgeschüttet wird. Das Herz schlägt schneller, man atmet flacher. Alle Funktionen, die in diesem Überlebensmechanismus nicht gebraucht werden, werden heruntergefahren. Dazu gehören z. B. das Immunsystem oder die Verdauung.

Der Parasympathikus hingegen beruhigt uns, verdaut Nahrung, um Energie bereitstellen zu können. Ohne ihn gibt es keine Regeneration, keine Fortpflanzung, keine Heilungsprozesse und kein Wohlbefinden.

Die Rolle des Vagus

Der Vagus ist sozusagen der «Hauptteil» des Parasympathikus (sein zweiter Teil entspringt dem Kreuzbein). Er ist der längste unserer zwölf Hirnnerven. «Vagari», aus dem Lateinischen, bedeutet «umherschweifen». Er beginnt im Gehirn, verläuft durch den Hals, erstreckt sich über den Brustraum, spaltet sich in linken und rechten Vagus und führt zu Herz, Lunge, Magen, Bauchspeicheldrüse, Darm etc.

Der Vagus kann stark oder schwach ausgeprägt sein. Ist er stark ausgeprägt, dann kann sich der Körper nach Stress gut erholen, Herzfrequenz, Atmung, Blutdruck, Verdauung laufen ideal ab. Es gibt Studien, die einen positiven Zusammenhang zwischen einem starken «Vagotonus» und positiven Emotionen und der Gesundheit beschreiben. Ein hoher Vagotonus geht mit einem erhöhten Serotonin- und Dopaminspiegel einher sowie mit besseren zwischenmenschlichen Beziehungen. Ein schwacher Vagus hingegen geht mit Entzündungen, einer erhöhten Anfälligkeit für Erkrankungen, negativen Emotionen bis hin zu Depression, Herzinfarkten oder Schlaganfällen einher.

Die HRV als Instrument für Forschung

Die schulmedizinisch etablierte Methode der HRV wird nicht nur zur Planung und Überwachung von Heilungsprozessen genutzt, um ein objektives Verständnis für relevante Gesundheits- und Lebensstilfaktoren zu fördern.

Sie eignet sich zudem hervorragend zur Evaluation von gesetzten medikamentösen und nicht medikamentösen Interventionen. Sie eignet sich, um Highlights, aber auch Lowlights, also Belastungsfaktoren, im Alltag sichtbar zu machen. Faktoren, die vielleicht bewusst oder unbewusst sind, die unterdrückt werden oder die man nicht wahrnehmen will. Die HRV zeigt Ressourcen und Potenziale auf, weist gleichzeitig aber auch darauf hin, warum diese Faktoren oft nicht genutzt werden können oder aber genutzt werden und trotzdem nicht den gewünschten Erfolg bringen.

ALLES IST RHYTHMUS IST ALLES

Das Herz ist nicht das einzig Rhythmische in uns. Wir sind Rhythmus. Rhythmus von Atmung und Bewegung, in Resonanz mit dem Rhythmus des Herzens. Dies ist die Basis für Gesundheit und Wohlbefinden. Menschen verfügen nicht nur über einen physischen Organismus aus etwa 60 Billionen Zellen, sondern auch über einen Zeitorganismus. Denn alle biologischen Prozesse in uns werden nicht durch «isolierte Befehle» exekutiert, sie beziehen die augenblickliche Verfassung des Organismus in das eigene Tun mit ein. Es ist vielmehr so, dass alles seinem eigenen gesunden Rhythmus folgt. Jeder Ablauf, sei es das pulsatile Sekretionsmuster von Hormonen, die Prozesse der Verdauung von Nahrung oder die Verarbeitung von mentalen Eindrücken, seien es Blutdruck, Herzschlag oder Atmung, seien es Körpertemperatur, Lidschlag oder Fortpflanzung, alles in uns folgt einem eigenen Rhythmus. Erst dieses adaptiv-antizipative Schwingen – Resonanz – ermöglicht es, Autoregulationsvorgänge innerhalb kürzester Zeit und zugleich höchst ökonomisch ablaufen zu lassen.

Man darf sich das so vorstellen: Alle Körperfunktionen haben einen Eigenrhythmus. Diese Rhythmen stimmen sich aufeinander ab, nehmen aufeinander Rücksicht. Zum eigenen besten Wohle, wie ein riesengroßes Orchester, das perfekt harmoniert und unglaublich groovt. Diese Synchronizität unzähliger Rhythmen steht in unmittelbarem Zusammenhang mit dem sogenannten Vagotonus. Das ist jener Teil unseres autonomen Nervensystems, der für Reparatur, Heilung und

Wohlbefinden zuständig ist und zeitgleich Ursache sowie Ergebnis einer perfekten harmonischen Abstimmung sämtlicher Abläufe in unserem Körper. Krankheiten entstehen durch Chaos in diesem System, durch Dysregulation im Sinne einer überbordenden, unkontrollierten Fehlsteuerung, durch unkoordinierte, divergente biologische Abläufe in uns. Am Beginn einer Erkrankung steht immer das «Wegbrechen» des Vagus. Dazu ist zu bemerken, dass die medizinische Grundlagenforschung am Beginn des 21. Jahrhunderts auf molekularer Ebene nachweisen kann, dass die in fatalen Kaskaden verlaufenden Krankheitsprozesse nur im Vagotonus durchbrochen werden können. Auch körpereigene Reparaturvorgänge finden – molekularbiologisch bis ins kleinste Glied bewiesen – nur in Phasen des Vagotonus statt. Der Zugang zum autonomen Nervensystem, also der Weg in die Synchronisation des Vegetativums, ist durch einen durch Sicherheit und Wohlbefinden geleiteten Prozess der Resynchronisation unserer rhythmisch ablaufenden Funktionsprozesse möglich. Den «Zentralschlüssel» dazu finden wir in unserer Atmung, die den Vagus tonisiert.

Die inneren Rhythmen beeinflussen und den Vagus stärken

Es gibt nur zwei Rhythmen, die sich bewusst gestalten lassen: die Atmung und die Bewegung. Beide wirken sich auf die übrigen rhythmischen Systeme des Menschen aus, vor allem wenn Atmung und Bewegung geschickt kombiniert werden. Die seit Jahrtausenden erprobten östlichen Techniken des Yoga oder Qigong wurden von jeher sehr gezielt eingesetzt. Der Vagotonus ist mittels HRV messbar. Ist die HRV hoch, ist auch der vagale Tonus hoch. Das zeigt sich durch einen leichten Anstieg der Herzfrequenz beim Einatmen und einer Abnahme der Herzfrequenz beim Ausatmen. Eine reduzierte HRV ist oft Zeichen eines verminderten parasympathischen Tonus und steht oft in Zusammenhang mit einer Vielzahl von Erkrankungen. Alles, was den Vagus fördert, erhöht auch die HRV. Das heißt also, dass man etwas gegen einen reduzierten Vagus tun kann.

Yoga und Meditation haben sich in zahlreichen Studien als effektivste und effizienteste Methoden zur Stärkung des Vagotonus erwiesen.

DAS HERZ AUS DER SICHT DER PSYCHOSOMATIK

Wenn das Herz lacht, strahlt der Körper und die Zellen tanzen. «Kümmere dich um deine Herzensangelegenheiten, damit es später nicht der Herzchirurg tun muss.»

Immer mehr Menschen sehnen sich danach, neben klassischen Herzmedikamenten auch alternative Behandlungsmöglichkeiten von Herz-Kreislauf-Erkrankungen aufgezeigt zu bekommen.

Dazu ist es wichtig, einen Blick auf die wesentlichen Ursachen von Herz-Kreislauf-Erkrankungen zu werfen. In den allermeisten Fällen sind es schleichende Entzündungen am Endothel der großen und kleinen Blutgefäße, die sich wie ein Schwelbrand über das System ausbreiten und dann zum Verschluss von kleinen Gefäßen führen können. Koronare Herzkrankheit, Herzinfarkt, Herzmuskelschwäche, Herzrhythmusstörungen und Bluthochdruck sind nur einige der Folgen. Doch was führt letztlich zu einer Entzündung der Gefäße? Neben ungesunder Ernährung und Bewegungsmangel ist es meist ein Entzündungsdruck, der auf dem System liegt, ausgelöst durch eine Adrenalindominanz, eine dauerhafte Übererregung des sympathischen Systems, die zu einer vegetativen Anpassungsstörung mit einer Erschöpfung des Parasympathikus (Vagusnerv) führt. Das heißt, das System läuft im Stress oder Überlebensmodus, obwohl gar keine lebensbedrohliche Gefahr vorliegt. Ein wildes Puzzle von Glaubenssätzen, lebenseinschränkenden Gedanken und eingefahrenen Programmen hält das System in einem Mangel.

Dieser Entzündungsdruck bzw. subtile Dauerstress hat seine Ursache in einem psychosozialen oder psychoemotionalen Ungleichgewicht. Anders ausgedrückt: Unsere Wahrnehmung, unsere Gefühle, unsere Gedanken lösen einen Druck auf den Körper aus. Es kommt zu einer Übersteuerung des Sympathikus mit dauerhaft überschießender Adrenalinausschüttung. Die moderne Psychosomatik untersucht immer tiefgreifender diese Zusammenhänge, die wir allerdings schon aus unserer Sprache ableiten können und durch die wir auf die Botschaften unseres Körpers Hinweise finden. Da ist der herzzerreißende Effekt tiefer Traurigkeit oder das erkaltete Herz («Herz aus Stein»), wenn Interessenlosigkeit, Freudlosigkeit, Lieblosigkeit oder Depression das Lebensfeuer zum Erlöschen bringen. Aber auch Sorgen, Ängste oder plötzliche Schockerlebnisse können das Blut in den Adern gefrieren lassen.

All diese Effekte scheinen – so zeigen neueste Untersuchungen – einen größeren Einfluss auf Herzleiden zu haben als zum Beispiel das Rauchen. Auch wissen wir inzwischen, dass der Verlust eines Ehepartners das Risiko, innerhalb eines Jahres ebenfalls an einem Herzinfarkt zu sterben, genau verdoppelt. In letzter Zeit gewinnt das «Broken-Heart-Syndrom» immer mehr an Aufmerksamkeit. Stress, Schuldgefühle, Familienstreitigkeiten oder Mobbing am Arbeitsplatz führen zu Verkrampfungen an den Herzkranzgefäßen mit Symptomen, die einem Herzinfarkt ähneln, mit stärksten Schmerzen, ohne dass die Gefäße verstopft sind.

Man hat zudem herausgefunden, dass bestimmte Persönlichkeitstypen gefährdeter sind als andere. Pessimismus, emotionale Kälte, negative Einstellung, Misstrauen, wenig Selbstvertrauen, soziale Isolation und Angst vor Ablehnung sind nur einige der Auffälligkeiten, die man bei bestimmten Herzinfarktpatienten feststellen konnte. Da das Herz jedoch der Taktgeber und Motor unseres Lebens ist, lösen natürlich jegliche Bedrohungen und Störungen seiner Funktion Angstgefühle aus, die die Symptome weiter verschlimmern. Umso wichtiger ist es, ruhig und tief zu atmen und zur Ruhe zu kommen. In der Ruhe liegt die Kraft. Alle Herzpatienten profitieren am meisten, wenn sie auf mehreren Ebenen gleichzeitig behandelt werden. Dies bedeutet eine Kombination aus Entspannung, Ernährungsumstellung sowie hochdosierter Naturmedizin zur Behandlung und Prävention der schleichenden Entzündungen des Arterienendothels und zur Öffnung der Herzkranzgefäße. Sie bilden die Grundlage jedes ganzheitlich orientierten Konzepts. Zeitgleich ist da auch noch die Bearbeitung der Botschaften, die aus der Weisheit unseres Körpers kommen. Alle Herzleiden tragen in sich die Aufforderung, sich selbst mehr um seine wahren «Herzensangelegenheiten» zu kümmern (damit es später nicht der Herzchirurg richten muss). Das Herz ist aus spiritueller Sicht der «Sitz der Seele, der Gefühle und der allumfassenden Liebe». Das Blut steht für Lebenskraft und Lebensfreude. So ist der Herzschmerz der Hilferuf des Herzens, das sich nach Versorgung sehnt. Jedoch nicht nur mit Sauerstoff, sondern vor allem nach Freude, Liebe, Zeit und Zuwendung. Wenn das Herz bis zum Hals klopft, dann ruft es nach Bewusstsein. Herzensangelegenheiten wollen erkannt und in den Mittelpunkt des Lebens gestellt werden. Das Herz als Boss und Taktgeber will das Leben ausrichten und nicht mehr nach der Pfeife des Egos tanzen. Das Leben ist möglicherweise aus der Balance, aus dem Takt geraten. Es ruft nach Aufmerksamkeit und Innehalten, weil es wieder seinen eigenen wahren Rhythmus finden will.

Wenn wir tiefer in die Qualitäten des Herzens einsteigen, so finden wir hier die Quelle der Selbstverwirklichung, der Kreativität und des Ausdrucks, der uns angeborenen Anlagen. Die Gaben und Begabungen, die wir mitbekommen haben, wollen als Geschenke gelebt und gefeiert werden. Umso mehr uns dies gelingt, desto intensiver strahlt unser Charisma und das Herz lacht. Dabei geht es nicht darum, irgendetwas zu produzieren, sondern das in sich selbst zu entdecken, herauszuholen und zu entfalten, was wirklich herauswill und muss. Für ein lachendes Herz und einen gelungenen Rhythmus. Kreativität aus dem Herzen leistet damit der Selbstverwirklichung Vorschub. Die Feinde dieses freien Lebensflusses sind Routine und Gewohnheit. Das gilt für Partnerschaften wie für den Beruf und den Alltag. Dann zieht sich das Herz zusammen, wird nicht mehr richtig durchblutet, wird schlaff in seiner Muskelkraft und gerät aus dem Rhythmus. Es geht in der Bearbeitung bzw. der täglichen Praxis also um Abwechslung, neue Einfälle, noch nicht gedachte Gedanken, frische Ideen und vielleicht überraschende Lösungen. Kreativität ist dabei der Schlüssel, um das eigene Licht anzuzünden, damit Selbstverwirklichung gelingen kann.

Fragen, die dir auf diesem Weg helfen können:

- Was bringt mich zum Brennen und Leuchten?
- Was bewegt oder entflammt mein Herz?
- Was will aus mir heraus?
- Welche Herzensprojekte habe ich bisher in meinem Leben zurückgestellt?
- Was sagt mir mein Herz, wenn es sich meldet?
- Wie gehe ich mit diesen Botschaften meines Herzens um?
- Wobei bekomme ich Herzklopfen?
- Was macht mich rasend?
- Wann tanzt mein Herz aus der Reihe oder hat Aussetzer?
- Was braucht es, um wieder in seinen Takt zu kommen?

Last but not least ist das Herz natürlich auch das Zentrum der Liebe.

Da sind die Freundschaftsliebe, die sinnliche Liebe und natürlich die allumfassende göttliche Liebe, die es langfristig gilt, in sich und um sich herum zu finden und zu leben. Über den Weg der Dankbarkeit kann die Liebe Stück für Stück mehr entdeckt werden. Es geht um jenes tief im Herzen empfundene Gefühl von Dankbarkeit, hier in dieser Schöpfung und in diesem Augenblick sein zu dürfen. Dann sind wir dem wahren Selbst und der Allverbundenheit zumindest nahe und können tief im Herzen echte Dankbarkeit erleben.

DEIN HERZ LÜGT NICHT

Als ich den Vortrag «being brillant every day» von Dr. Alan Watkins hörte, war ich fasziniert zu sehen, wie Menschen et was sagen können, das überhaupt nicht mit der Wahrheit übereinstimmt, über das, was gerade im Inneren passiert. Konkret bat er einen Teilnehmer nach vorne auf die Bühne, befestigte ihm einen Clip am Ohr, mit dem er seinen Herzschlag messen konnte. Danach setze Dr. Watkins den Mann auf der Bühne mit ein paar Fragen unter Druck. Dieser antwortete ganz cool und meinte, er sei ganz entspannt. Der Monitor mit der Herzmessung zeigte ein ganz anderes Bild. Sein Herz wurde sehr erregt und reagierte chaotisch, was die Fähigkeit, klar zu denken und angepasst zu handeln, sehr stark einschränkt. Wenn wir unter Druck sind, sendet das Herz ein Signal zum Gehirn, was den Frontallappen unterdrückt und selbst die einfachsten Handlungen erschwert. Das erklärt, weshalb wir in einer Situation, in der wir unter Druck geraten, nicht besonders leistungsfähig sind. Was mich bei diesem Beispiel nachdenklich gemacht hat, ist der Umstand, dass wir oft Dinge sagen, die wir gar nicht fühlen, und uns dabei selbst etwas versuchen einzureden. Im Spanischen gibt es den Ausspruch: «tu mente te miente», was übersetzt bedeutet: «Dein Verstand belügt dich».

In meiner langjährigen Arbeit als Yogatherapeut war es immer wieder beindruckend zu erleben, wie Menschen sich etwas einreden und etwas glauben, was überhaupt nicht der Wirklichkeit entspricht. Solange ein Mensch sehr gestresst und unruhig ist, fällt es ihm schwer, die tieferen Gefühle wahrzunehmen und die innere Stimme aus dem Herzen zu hören. Wie oft machen wir uns und anderen etwas vor und reden Dinge schön, die uns eigentlich belasten und manchmal sogar krank machen, wie zum Beispiel die ständige Überforderung in verschiedenen Lebensbereichen, die viele Menschen ignorieren? So hat es wahrlich Konsequenzen, wenn wir nicht auf unser Herz hören, und es ist vermutlich kein Zufall, dass Herzerkrankungen die Todesursache Nummer Eins sind.

Pro Jahr erleiden etwa 65.000 Menschen in Deutschland einen plötzlichen Herzstillstand. Bei etwa 60.000 Menschen verläuft er tödlich. [(5)] Spannend finde ich die Tatsache, dass Hunde keinen Herzinfarkt bekommen, weil sie aufgrund ihrer Ernährung nicht zur Arterienverkalkung neigen. Gemäß dem Bestsellerautor von «Das gestresste Herz», Dr. med. Gustav Dobos, haben 80 Prozent aller Schlaganfälle und sogar 90 Prozent aller Herzinfarkte mit unseren Lebensgewohnheiten zu tun. So können wir mit den Herzmeditationen, die ich in diesem Buch vorstelle, dazu beitragen, unser Herz vor Stress zu schützen, bevor es krank wird. Dabei ist es von zentraler Bedeutung, dass wir lernen, mehr auf unser Herz zu hören, und es uns gelingt, in stressigen Lebenssituationen gelassener zu bleiben, was das Herz wirksam vor übermäßigem Stress schützen kann. Als ich einem guten Freund erzählte, dass ich gerade dieses Buch schreibe, fragte er mich, wie es dann möglich sei, sein eigenes Herz und die Wahrheit zu hören. Für ihn sei das zeitweise durchaus herausfordernd und er habe viele kritische und schwierige Gedanken, welche sich ständig bemerkbar machten.

Wie schon viele Meister früher sagten, finden wir eigentlich alle Antworten in uns selbst. Das allerdings setzt voraus, dass wir uns in einem ruhigen Geisteszustand und das Gehirn und das Herz sich miteinander im Einklang befinden und dadurch, gemäß neuesten Forschungen, auch miteinander im Austausch sind.

Dieser Zustand fördert die kohärenten und vermindert die inkohärenten Gehirnwellen, die wir bei der Ausschüttung von

Stresshormonen verstärken, was unseren Fokus sehr einengen kann.

So sind wir in stressigen Situationen oft stark fixiert und verlieren die Fähigkeit, offen zu sein für die verschiedenen Möglichkeiten, um mit der jeweiligen Situation umzugehen. In einem ruhigen Zustand schaffen die kohärenten Gehirnwellen mehr Ordnung im Gehirn, was an alle Systeme im Körper weitergeleitet wird und sich sehr positiv auf das autonome Nervensystem auswirkt. Das autonome Nervensystem ist auch verantwortlich für die sogenannte Homöostase, die Fähigkeit zur Selbstregulation und ganzheitlichen Heilung. Nicht umsonst sagen wir nach einem Gefühl der Erleichterung: «Jetzt fällt mir ein Stein vom Herzen.» Die Erkenntnis, dass wir uns und anderen Menschen oft etwas vormachen, hat mich dazu veranlasst, tiefer zu schauen, in welchen Lebenssituationen es mir nicht gelungen ist, auf mein inneres Gefühl zu hören, und welche Konsequenzen dieses Verhaltenfür mich und andere hat.

Nun lade ich dich zu einer Reflexionsübung ein, welche einige Fragen beinhaltet, die dir wertvolle Erkenntnisse schenken können. Nimm dir Zeit dafür und trage die Antworten schriftlich ein, damit es dir noch besser in Erinnerung bleibt. Mache es dir zur Gewohnheit, folgende Fragen zu stellen:

«Mein liebes Herz: Was fühlt sich jetzt für dich stimmig an?»

Reflexionsfragen zum Thema «Mit dem Herzen hören»:

Wie nimmst du deine Fähigkeiten wahr, dein Herz bewusst zu spüren?

Wie oft gelingt es dir, deine tieferen Gefühle im Herz wahrzunehmen?

In welchen Situationen fällt es dir schwer, auf dein Herz zu hören?

Erinnere dich an eine Situation, in der du nicht auf dein Gefühl geachtet hast und welche Konsequenzen dieses Verhalten nach sich gezogen hat.

In welcher Situation ist es dir gelungen, ganz auf dein Herz zu hören, und welche Erfahrungen hast du dabei gemacht?

Was hilft dir, deine inneren Gefühle sowie dein Herz wahrzunehmen?

____

____

____

____

____

Hand aufs Herz: Wie wäre dein Leben, wenn es dir immer öfter gelingen würde, auf dein Herz zu hören (statt ausschließlich auf deinen Verstand)?

____

____

____

____

____

Nach der Beantwortung dieser Fragen halte einen Moment inne und beobachte deinen Atem. Wie fühlt sich dein Atem jetzt an? Kannst du eine Veränderung deiner Atmung wahrnehmen? Wie haben diese Fragen auf deinen Geist gewirkt? Welche Gefühle kannst du jetzt wahrnehmen? Je öfter es dir gelingt innezuhalten, desto einfacher wird es für dich, künftig (noch) mehr auf dein Herz zu hören. Auch hier gilt der Spruch: «Übung macht den Meister».

Eine weitere Übung, die mir und vielen Freunden schon häufig dabei geholfen hat, die richtige Entscheidung aus dem Herzen zu treffen, ist, den Fokus auf das Brustbein zu lenken und zu spüren, wo es sich bei entsprechender Entscheidung hinbewegt.

Übung: «Mit dem Herzen hören und klare Antworten erhalten»

1. Finde eine aufrechte Haltung im Stehen oder Sitzen und

nimm ein paar bewusste und sanfte Atemzüge mit dem Fokus auf das Brustbein. (Das bringt dich in Kontakt mit deiner Herzintelligenz.)

2. Lege die linke Handfläche auf dein Brustbein

3. Stelle deine Frage in Gedanken und nimm wahr, in welche Richtung sich das Brustbein nach deiner Frage bewegt.

Bei einem klaren «Ja» bewegt sich das Brustbein nach vorne und zeigt dir, dass es stimmig ist. Bei einem «Nein» zieht es dich rückwärts und bei einer neutralen Antwort bewegt sich das Brustbein kaum. Vielleicht wirkt diese Übung auf dich etwas zu banal, aber ich lade dich dennoch ein, es gleich auszuprobieren, am besten mit einer einfachen Frage, die du dir jetzt stellen kannst: «Habe ich jetzt Durst und möchte etwas trinken?» Bei mir bewegt sich wenig, also schreibe ich weiter am Buch, ohne etwas zu trinken.

Bei sehr wichtigen Entscheidungen nehme ich mir etwas mehr Zeit und praktiziere zusätzlich die Herzmeditation, bevor ich diese Übung ausführe. Mit dieser Methode habe ich sehr gute Erfahrungen gemacht und es ist mittlerweile auch wissenschaftlich bewiesen, dass wir in einem harmonischen Zustand optimaler handeln können, weil die verschiedenen Gehirnbereiche und das Herz besser miteinander vernetzt sind und sich gegenseitig austauschen können. Sie schwingen im gleichen Takt.

Fassen wir also nochmals die vier wesentlichen Punkte zusammen, die hilfreich sind, um das Herz zu hören und klare Antworten zu erhalten:

- Bewusste Wahrnehmung der Emotionen im Brustbereich

- Rhythmische und sanfte Atmung mit dem Fokus im Brustbereich

- Innehalten und aus der inneren Ruhe Antworten empfangen

- Spüren, wo sich das Brustbein bei der entsprechenden Antwort hinbewegt, und die Empfindungen im ganzen Körper wahrnehmen

Das bereits angeführte Zitat «Man sieht nur mit dem Herzen gut. Das Wesentliche ist für die Augen unsichtbar» möchte ich an dieser Stelle gerne um den Ausspruch ergänzen: «Mit dem Herzen hören, schenkt uns viel Wahrheit und Klarheit». Bei Kindern beobachte ich öfter, wie genau und achtsam sie auf den Ton der Stimme achten, dazu passt das Sprichwort: «Der Ton macht die Musik».

DER BEWEIS, DASS UNSER HERZ DIE WAHRHEIT SPRICHT

In den letzten Jahren ist es mir stetig bewusster geworden, wie wichtig es für uns alle sein kann, nach innen zu lauschen und sich selbst und anderen ehrlich zu begegnen. Dabei ist in mir das Bedürfnis gewachsen, meine spirituellen Übungen und Meditationstechniken auf den Prüfstand der neuesten Forschung zu stellen und herauszufinden, welche Techniken etwas bewirken.

Obwohl der sogenannte Placeboeffekt, bei dem wir eine Art Heilung herbeiführen, wenn wir an etwas glauben, in den Religionen, der Psychotherapie und Medizin laut wissenschaftlichen Studien [(6)] sehr positive Wirkungen erzielen kann, sollten die Wirkungsweisen der Atemtechniken und Meditationen, die ich selber praktiziere und unterrichte, messbar und überprüfbar sein.

Als Ausbildungsleiter verschiedener Yogatherapiekurse und Leiter von Meditationskursen habe ich immer wieder geforscht, welche Techniken für die unterschiedlichen Menschen wirklich wirksam und hilfreich sein können. So kam es, dass ich schon vor einiger Zeit mit verschiedenen Messgeräten die Wirkungen von Atemtechniken und Meditationsformen überprüfte. Dabei entdeckte ich bei einer solchen Messung, wie unser Herz und das Nervensystem die Wahrheit sprechen, wohingegen der Verstand uns oft täuscht.

Dr. med. Ingfried Hobert meinte, ich solle mich an drei schwierige Lebenssituationen erinnern, darüber sprechen und ihm im Anschluss sagen, welche Situation mich innerlich am meisten beschäftigen würde. In meinen Gedanken war mir sofort klar, was es sein könnte, und ich begann, es rational mit meinem Verstand zu erklären. Zu meinem großen Erstaunen war meine Annahme falsch. In der Messung konnte man deutlich sehen, dass der Sympathikusnerv und das Herz bei einem anderen Thema mehr getriggert wurden. Das hat mich sehr überrascht und gleichzeitig motiviert, mehr darüber zu erfahren. So stellte ich mir die Frage, wie oft ich nicht wahrnehmen kann, was mich im Unterbewusstsein noch beschäftigt und zudem innerlich belastet.

Dadurch wurde mir bewusst, wie wichtig es ist, solche Themen und «blinde Flecken» zu erkennen und sie bewusst zu verändern.

Die Erfahrung der Messung hat mich inspiriert, weiterzuforschen und mehr solcher Messungen durchführen zu lassen. Ich ging auf die Suche, welches Messgerät ich mir zulegen könnte, um selbst regelmäßige Messungen durchzuführen. Dabei wollte ich die verschiedenen Atem- und Meditationstechniken überprüfen und erforschen, welche Techniken am wirksamsten sind.

Meine Erfahrungen und die Auswertung meiner ersten 24-Stunden-Herzratenvariabilitätsmessung (HRV)

Durch einen Tipp bin ich dann auf die österreichische Firma «Autonom Health» gestoßen. Bei Dr. Julia Raschenberger in Innsbruck habe ich meine erste 24-stündige HRV durchgeführt, die mein Leben nachhaltig verändert hat. Bei der Planung meiner ersten Messung hatte ich mir vorgenommen, ganz viele verschiedene Atemtechniken und Meditationstechniken messen zu lassen, um dabei herauszufinden, welche Wirkungen sie haben. Mit dem Messgerät, einem Brustgürtel, führte ich während dieser 24 Stunden zahlreiche Atemtechniken und Meditationsformen durch, ging Tennis spielen, spazieren und wollte außerdem messen, inwieweit sich Telefonieren, Zeit mit sozialen Medien oder allgemein am Computer auf die Gesundheit und mein Herz auswirken. Die Neugierde und Vorfreude auf die Auswertung waren groß und gleichzeitig war ich sehr gespannt herauszufinden, ob meine Maitri-Herzmeditation wirklich so wirksam war, wie ich es erfahren und schon längere Zeit geglaubt hatte. Würden die positiven Wirkungen der Herzmeditation auch mit den Messungen der HRV übereinstimmen? Was würde die HRV- Messung für Ergebnisse und Erkenntnisse bringen? Welche neuen Möglichkeiten würden sich daraus für mich ergeben? Welche Schlüsse würde ich daraus folgern?

Bei der gemeinsamen Auswertung mit Dr. Julia Raschenberger war ich gleich zu Beginn sehr positiv überrascht über mein aktuelles biologisches Alter, das bei der Messung 21 Jahre anzeigte.

Natürlich vermutete ich, dass sich meine gesunde Lebensweise auf mein biologisches Alter positiv auswirken würde, aber dass es sich um so viele Jahre handeln würde, hat mich zugegebenermaßen sehr erstaunt und gleichermaßen erfreut. Als wir zur ersten Auswertung der Atemtechnik kamen (drei Sekunden Einatmung, drei Sekunden Halten und drei Sekunden Ausatmen), war ich tief beeindruckt über die unglaublichen Werte: Der Fokus-LF-Wert (Sympathikus) stieg um 90 Prozent, während der pNN50-Wert (Parasympathikus) um 100 Prozent gestiegen war. Genau das, was ich mir von der Wirkung dieser Atemtechnik erhoffte, war eingetreten: viel mehr Fokus und gleichzeitig tiefe Entspannung, was sowohl eine Aktivierung des Sympathikus (Leistung) als auch des Parasympathikus (Entspannung) bedeutet. Als Einstimmung für die Herzmeditation ist es wichtig, wach und zeitgleich entspannt zu sein. Ein Zuviel der Aktivierung des Parasympathikus ist meiner Meinung und Erfahrung nach nicht so ideal für Meditation und eher für eine Tiefenentspannung geeignet. Für die Balance braucht es allerdings beide. Die einseitige Betonung, sei es des Sympathikus oder auch des Parasympathikus, ist weder für die Gesundheit noch für die Meditation optimal. Wie ich es in der Yogatradition gelernt habe und auch in den vielen Jahren in meiner Arbeit als Yogatherapeut erleben konnte, ist die individuelle Anpassung an den einzelnen Menschen auch in der Meditationspraxis sehr wichtig. In der zweiten Phase der Herzmeditation wird es für die Praktizierenden durch die eigene Erfahrung möglich sein, herauszufinden, welche der vier Herzensschlüssel für den Einzelnen am wirksamsten sind. Bei der Messung gab es auch ernüchternde Resultate von einigen bekannten Yoga-Pranayama-Techniken, die sich bei der HRV-Messung als nicht so wirksam gezeigt haben, wie es in den traditionellen Yogaschriften beschrieben ist. Die Betonung der Ausatmung, die von vielen Yogalehrern und Therapeuten unterrichtet wird, ist nicht immer empfehlenswert. Sie kann sogar negative Auswirkungen auf das Nervensystem, die HRV, den Puls und die Psyche haben.

Diese Erkenntnisse konnte ich auch in verschiedenen Büchern von erfahrenen Atemexperten nachlesen wie zum Beispiel bei Wilfried Ehrmann, der in seinem Buch über koharentes Atmen Folgendes schreibt: «Zu bedenken ist, dass es, soweit bisher bekannt, zu einem Abfall der Herzratenvariabilität kommt, wenn die Ausatmung verlängert wird. Das wäre eine Bestätigung für die folgende Vermutung: Zwar wird durch das längere Ausatmen der akute Stress reduziert, was zu einem Gefühl der Erleichterung führt. Allerdings wird der Parasympathikus nicht nachhaltig gestärkt, weil keine Herzkohärenz entsteht, also die Synchronisierung der Pumpenaktivität des Herzens mit der Atmung nicht stattfindet. Die vagale Bremse wird zwar rasch betätigt, aber nicht trainiert.» [7]

Natürlich können Atemtechniken mit der Betonung der Verlängerung der Ausatmung sehr stark den Vagusnerv aktivieren und helfen, sich tief zu entspannen. Hier gilt es, das richtige

Maß zu finden und die Länge der Ausatmung an den einzelnen Menschen anzupassen. Mit der HRV-Messung kann das optimal überprüft und an den einzelnen Menschen so angepasst werden, dass diese Form der Atemtechnik die gewünschten Wirkungen auf die Gesundheit sowie auch auf die Psyche entfalten können.

Bei den HRV-Messungen hat es mich auch interessiert, wie bekannte Atemtechniken wie zum Beispiel die «Wim-Hof-Methode» bei mir wirken. Der LF-Wert (Sympathikus) stieg um 14 Prozent, während der pNN50 um 66 Prozent anstieg. Alles in allem gute Resultate, jedoch bei Weitem nicht so wirksam, wie ich es erwartet hatte, wobei ich keinen Zweifel daran habe, dass diese Atemtechnik bei vielen Menschen wunderbare Wirkungen erzielen kann. Um meine Erkenntnisse bezüglich der Atemtechniken kurz zusammenzufassen, hier ein paar wesentliche Punkte, die sich auch in weiteren Messungen bestätigt haben:

- Rhythmisches Atmen wirkt sich sehr positiv auf viele Bereiche unseres Körpers aus.
- Sanftes Atmen beruhigt und aktiviert, je nachdem, ob die Ein- oder die Ausatmung betont wird.
- Das richtige Maß der Atemlänge bestimmt die Wirkung wesentlich.
- Atem anhalten kann positive, aber auch negative Wirkungen haben.
- Der Atemfokus im Brustbeinbereich wirkt mehr fokussierend.
- Der Atemfokus im Bauchbereich wirkt mehr beruhigend.

Diese Erkenntnisse haben mich dazu bewegt, täglich verschiedene Atemtechniken mit der HRV-Methode zu messen.

In diversen Auswertungsgesprächen mit dem HRV-Experten Dr. med. Alfred Lohninger konnte ich dann weitere wertvolle Details über die Wirkungen der verschiedenen Atemtechniken auf das Nervensystem, den Herzschlag, den Energieanstieg und die Gesundheit erfahren.

Als wir zum zweiten Teil der Auswertung kamen, spürte ich, wie mein Herz etwas höherschlug. Wie würden wohl die Resultate der Herzmeditation sein? Ein angenehmes Gefühl der Neugierde stieg in mir auf. Gleichzeitig spürte ich eine große Zuversicht und ein starkes Vertrauen, dass die Messungen die wunderbaren Wirkungsweisen der Herzmeditation bestätigen würden.

Die Freude war sehr groß, als ich erfuhr, dass in der Maitri-Herzmeditation die mittlere Herzrate um 20 Prozent gesunken war, von 63 auf 51 Schläge pro Minute. Ich spürte eine wahre Glückswelle in mir aufsteigen, als würden die Glückshormone sich im ganzen Körper ausbreiten. Mein Gefühl, dass die Maitri-Herzmeditation so effektiv und wirksam ist, hatte sich jetzt auch in der HRV-Messung bestätigt.

Es ist beeindruckend zu erfahren, wie wirksam sich die Herzmeditation auf die Herzrate auswirkt. Gemäß Dr. Julia Raschenberger hat das sehr viele positive Auswirkungen auf die Gesundheit, das Wohlbefinden und die Psyche. Als ich dann auch noch erfuhr, dass der pNN50-Wert (Parasympathikus) um 79 Prozent anstieg, bestätigte sich die Annahme, dass die Herzmeditation ebenfalls eine sehr entspannende Wirkung erzielt. Diese Erkenntnis hat sich in vielen weiteren persönlichen Messungen wie auch der Maitri-Meditationsstudie mit verschiedenen Teilnehmern bestätigt. Die Herzmeditation ist ein wahrer Segen für eine tiefe Entspannung und zeitgleich Regeneration für das Nervensystem.

Bei der Auswertung der HRV-Messung hat sich gezeigt, dass auch andere Meditationstechniken großartige Wirkungen erzielen und die Herzrate effektiv senken können. Bei den Körperübungen des Yoga wurden zwar gute Werte gemessen, allerdings konnten sie nicht annährend an die wirksamen Werte der Herzmeditation anknüpfen.

Ganz im Gegensatz zu den tollen Ergebnissen der Atem- und Meditationstechniken fielen die Messwerte bei Aktivitäten wie Computerarbeit, Facebook und Telefonieren aus. Es ist eindrücklich zu sehen, wie diese Aktivitäten den Herzschlag erhöhen, den Sympathikusnerv mehr aktivieren und die Entspannung reduzieren. Nach dem Auswertungsgespräch über meine HRV-Messung hatte ich einige neue Erkenntnisse darüber, was mir viel Energie gibt und was mir wiederum auch Energie entzieht. Diese HRV-Messung hat mein Leben nachhaltig verändert. Es wurde mir noch klarer, wie wirksam und wertvoll die tägliche Praxis der Herzmeditation ist. In meinem Herzen spürte ich einen Ruf, dieses Wissen um die Meditationstechniken mit möglichst vielen Menschen zu teilen. Das ist auch der Grund, weshalb du jetzt gerade diese Zeilen liest. Ich lade dich ein, kurz innezuhalten und dir folgende Fragen zu stellen:

- Warum hast du dich für dieses Buch entschieden?
- Wie fühlst du dich, wenn du dir mehr Zeit für deine Herzangelegenheiten schenkst?
- Welche Erfahrungen hast du gemacht, wenn du für eine Sache richtig brennst und dabei große Freude empfindest?
- Wie wäre dein Leben, wenn du noch mutiger deinem Herzen folgen würdest?

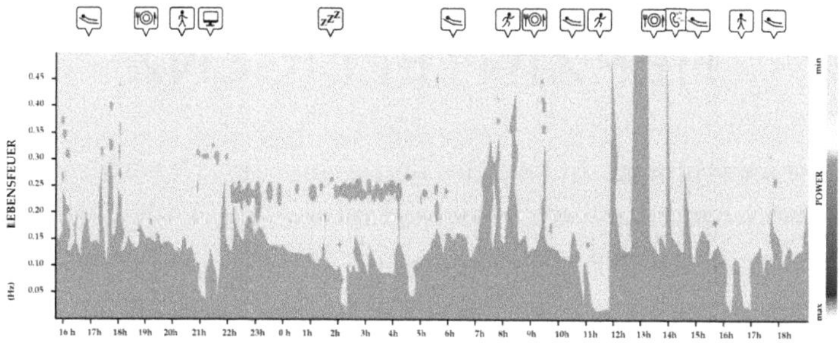

Meine erste 24-Stunden-HRV-Messung mit Dr. Julia Raschenberger

HERZINTELLIGENZ

Wie ich schon am Anfang des Buches ausführlich beschrieben habe, wurde das Herz in vielen Kulturen als Symbol für Gesundheit, Weisheit und als Zentrum der Seele bezeichnet. Als ich in verschiedenen Büchern las, dass das Herz über ein Nervensystem mit bis zu 40.000 Neuronen verfügt, das unabhängig vom Gehirn funktioniert, wurde mir bewusst, wie kraftvoll und einflussreich dieses Energiezentrum ist. Herz und Gehirn sind über Nervenbahnen miteinander verbunden. Spannend daran finde ich, dass 90 Prozent der Nervenfasern vom Herzen aus hoch ins Gehirn führen. [(8)]

Das Heart-Math-Institut (HMI), eine Forschungs- und Bildungseinrichtung in den USA, ist schon seit 1991 intensiv damit beschäftigt herauszufinden, wie Herz und Geist miteinander kommunizieren und welche Auswirkungen es auf die Gesundheit und Psyche hat, wenn wir regelmäßig Übungen mit dem Fokus aufs Herz machen und mehr aus der Herzintelligenz heraus leben. Gemäß den Erkenntnissen der Forscher ist es möglich, in einem Zustand von Herzkohärenz mit der sogenannten Herzintelligenz in Verbindung zu kommen. Sehr inspirierend finde ich die HMI-Aussage, dass wir diese Art der Intelligenz als direktes, intuitives Wissen erfahren und es sich in Gedanken und Emotionen zeigt, die für uns und andere förderlich sind. [(8)]

Hier ein paar interessante Erkenntnisse aus der jahrelangen Forschung des Heart-Math-Instituts:

- Hast du gewusst, dass sich dein elektromagnetisches Feld jeweils nach deinen Gefühlen verändert?

- Weißt du, dass das magnetische Herzfeld auch außerhalb des Körpers gemessen werden kann?
- Hast du gewusst, dass sich positive Gefühle auf dein körperliches Wohl auswirken?
- Kannst du dir vorstellen, dass du mit dem Kultivieren von positiven Gefühlen dein Immunsystem stärken kannst?
- Hast du gewusst, dass negative Emotionen ein Chaos im Nervensystem verursachen?
- Hast Du gewusst, dass das Herz ein eigenes System von Neuronen hat, mit einem Kurz- und Langzeitgedächtnis, das Signale zum Gehirn sendet?
- Wusstest du, dass sich bei der Entwicklung des Embryos das Herz formt und schlägt, bevor sich das Gehirn entwickelt?
- Hast du gewusst, dass sich die Gehirnwellen einer Mutter mit den Herzschlägen ihres Babys synchronisieren können?
- Hast du gewusst, dass das Herz mehr Informationen zum Gehirn sendet als umgekehrt?
- Kannst du dir vorstellen, dass positive Gefühle dem Gehirn helfen, kreativ zu sein und offen für Problemlösungen?

Wenn wir all diese Erkenntnisse einmal bewusst sinken lassen, wird klar, weshalb wir von einer Herzintelligenz oder einem Herzgehirn reden können.

So ist es nicht verwunderlich, dass es durch die rhythmische Atmung, die Wiederholung der Herzensqualität sowie das Gewahrsein der Stille, in der Herzmeditation möglich ist, mit dieser Herzintelligenz in Verbindung zu kommen und die erforschten positiven Wirkungen selbst zu erfahren. Bei der Verbindung des Herzens zum Gehirn spielt der Vagusnerv eine zentrale Rolle, weshalb sich immer mehr Menschen für diesen

Nerv und seine Wirkungen interessieren. Das Herz und das autonome Nervensystem arbeiten zusammen, wobei gemäß verschiedenen Forschungen das Herz auch in der Lage ist, unabhängig vom Nervensystem zu spüren, zu erinnern und sich zu regulieren. Das finde ich sehr faszinierend. Positive Gefühle, wie wir sie in den Herzmeditationen mit dem Mantra innerlich wiederholen, können das Unterbewusstsein und das Nervensystem nachhaltig verändern. Das kann ganz nebenbei auch die Gedanken positiv verändern, wobei das nur möglich ist, wenn wir die entsprechenden Emotionen wirklich fühlen können. Positives Denken und positive Affirmationen können bestimmt hilfreich sein, wobei sie nur beschränkt wirken, wenn wir es lediglich denken und nicht fühlen können.

Wenn du zum Beispiel die Affirmation «Ich bin voller Selbstvertrauen» sprichst und das nicht wirklich im Herzen spüren kannst, wird es sich im Leben nicht manifestieren. Wie oft machen wir uns etwas vor, indem wir Dinge sagen und erzählen, die wir selbst gar nicht so empfinden? Deshalb ist es bestimmt sehr wirksam, die Herzintelligenz mehr zu schulen und die Herzensstimme bewusster wahrzunehmen. Mir persönlich hilft es immer wieder, innezuhalten und mich zu fragen:

«Fühle ich das wirklich in meinem Herzen, oder ist das nur ein Wunschgedanke?»

Mit dieser Reflexionsfrage bist du eingeladen, dir selbst ehrlich zu begegnen und authentischer zu leben, was dir viel Kraft schenken wird.

Natürlich kann man sich auch etwas ein- oder schönreden, wobei es sich dann meistens zeigt, dass es auf lange Sicht nicht wirklich funktioniert.

Deshalb ist es hilfreich, mithilfe der Herzmeditation täglich zu üben, den Geist und das Herz miteinander zu verbinden und im Jetzt zu leben. Das heißt auch, eine Absicht zu fühlen, bevor sie sich im Leben zeigt. Durch die Herzaktivierung können wir lernen, tiefere Gefühle zu kultivieren und zu verinnerlichen. Ganz wesentlich ist es dabei, die eigenen Erwartungen loszulassen und tief zu vertrauen, dass es eine höhere Intelligenz gibt, die weiß, wie sich die Dinge im Leben zeigen können. Menschen, die diese Fähigkeit des Vertrauens besitzen, können außerordentliche Erfahrungen machen, die weit über das eigene Vorstellungsvermögen hinausgehen. Erinnere dich bewusst an eine Situation, in der dich das Leben so richtig ins Staunen gebracht hat und du Dinge erfahren hast, die du nicht für möglich gehalten hast.

Immer wieder sind es wir selbst, die uns mit unbewussten Gedanken und Gefühlen im Weg stehen und uns damit einschränken.

Durch regelmäßige Meditationen trainierst du die Fähigkeit, selbst zu bestimmen, welchen Gefühlen und Gedanken du Aufmerksamkeit und Energie gibst. Das, worauf du deinen Fokus lenkst, wird sich verstärkt bemerkbar machen. So wirst du zum Schöpfer deines Lebens und bist nicht mehr ein Opfer deiner alten, unbewussten Gedankenmuster.

Wie ist es also möglich, mit dem eigenen Herzen in Kontakt zu kommen und die leise Herzensstimme wahrzunehmen? Wie weiß ich, ob es gerade mein Verstand oder mein Herz ist, die sich bemerkbar machen? Diese Fragen werden wir gemeinsam im nächsten Abschnitt anschauen und hilfreiche Techniken kennenlernen.

WIE KOMME ICH IN VERBINDUNG MIT DER HERZENSSTIMME?

Wenn ich anderen Menschen erzähle, dass unser Herz die Wahrheit spricht, werde ich immer wieder gefragt, anhand welcher Merkmale ich erkennen könne, wann mein Herz mit mir spricht. Solange der Geist sehr unruhig ist, fällt es durchaus schwer, dieser inneren Stimme gewahr zu werden. Deshalb ist es von zentraler Bedeutung, dass wir uns Zeit nehmen, innezuhalten und uns zu entspannen. Je entspannter der Geist, desto feinfühliger sind wir in der Wahrnehmungsfähigkeit des Körpers, der Gedanken und der Gefühle. Zusätzlich braucht es etwas Geduld und die Bereitschaft, nach innen zu lauschen. So wird es möglich, diese leise Stimme in uns zu hören. Sobald du ein tieferes Gefühl des Berührtseins wahrnehmen kannst, erhöhen sich deinen Chancen, Zugang zur inneren Stimme zu erlangen. Dabei ist das rhythmische, sanfte und bewusste Atmen sehr hilfreich. Vom Kopf ins Herz zu kommen, ist nicht einfach. Vielen Menschen fällt es schwer, weil sie sehr stark auf den Verstand ausgerichtet sind. Für sie ist es leichter, mit einer geführten Anleitung in die Entspannung zu kommen. Das schafft gute Voraussetzungen für eine erhöhte Präsenz, die es einfacher macht, die innere Stimme zu hören. Die folgende kleine Herzmeditation hilft vielen Menschen, innerhalb weniger Minuten in Verbindung mit dem Herzen zu kommen und die Herzensstimme bewusst wahrzunehmen. Diese Übung eignet sich auch für den Alltag. Sie kann beliebig verkürzt oder verlängert werden, indem der Raum zwischen den fünf Herzöffnern bewusst verändert wird.

DIE KLEINE HERZMEDITATION MIT DEN FÜNF HERZÖFFNERN

Komme in eine aufrechte und entspannte Sitzhaltung. Du kannst die Übung auf einem Stuhl, Sitzkissen oder auch im Stehen durchführen.

Lege die linke Hand aufs Brustbein und die rechte Hand über den linken Handrücken.

1. Wiederhole innerlich:
   «Mein liebes Herz, ich nehme mir Zeit für dich.»
   Halte einige Sekunden oder länger inne, bevor du zum nächsten Satz kommst.

2. Wiederhole innerlich:
   «Mein liebes Herz, ich spüre dich.»
   Halte einige Sekunden inne.

3. Wiederhole innerlich:
   «Mein liebes Herz, ich höre auf dich.»
   Halte einige Sekunden inne.

4. Wiederhole innerlich:
   «Mein liebes Herz, ich vertraue dir.»
   Halte einige Sekunden inne.

5. Wiederhole innerlich:
   «Mein liebes Herz, ich handle aus dir heraus.»

Halte einige Sekunden inne und spüre deine Haltung, deinen Körper und wie du dich emotional und mental fühlst. Diese einfache Übung hilft dir, dich zu entspannen und in Kontakt mit deinem Herzen zu kommen, was die Voraussetzung schafft, deine Herzensstimme zu hören.

Wenn du nach dieser Übung unsicher bist, ob du deine Herzensstimme wirklich hören kannst, gibt es ein paar Erkennungsmerkmale, die dir helfen können zu unterscheiden, ob gerade dein Verstand oder dein Herz mit dir spricht:

1. Die Gedanken des Verstandes melden sich gerne in analytischer, bewertender und ausschließlicher (also fixierter) Art. Der Verstand wägt gerne ab und es fällt ihm schwer, sich zu entscheiden, weil er Angst vor den Konsequenzen und der Unsicherheit vor dem Unbekannten hat. Die Atmung ist dabei oftmals etwas angespannt und unregelmäßig.

2. Die tieferen Gefühle aus dem Herzen fühlen sich klar, offen und stimmig an. Sie geben einem das Gefühl, auf dem richtigen Weg zu sein, und sind begleitet von der Freude und dem Mut, Neues zu wagen. Die Atmung ist entspannt und gleichmäßig.

Wenn du die kleine Herzmeditation und die anderen vier Herzmeditationen regelmäßig übst, wird es dir immer leichter fallen zu unterscheiden, welche Stimme sich bei dir gerade meldet. Durch diese kleine Herzmeditation wird es möglich sein, dich von negativen, energieraubenden Gedanken und Gefühle zu lösen und auf positive und energiebringende auszurichten, was sich auf allen Ebenen im Leben positiv auswirken kann. Mit dem Herzen fühlen, hören, handeln, schenkt dir viele neue Möglichkeiten, dich selbst im Kern deines Wesens wahrzunehmen, im wahrsten Sinne aufzublühen und deine Potenziale zu entfalten. Ich würde mich freuen, von dir zu erfahren, welche Erfahrungen du mit der kleinen Herzmeditation machst.

FOLGE DEINEM HERZEN UND ERWECKE DIE VIER HERZENSQUALITÄTEN

Schon im Yogasutra, einem zentralen Yogatext von Patanjali, der vor ca. 400 bis 200 v. Christus verfasst wurde, empfiehlt er in dem Yogasutra 3.34, sich auf das Herz zu konzentrieren, um genaues Wissen über den Geist zu erfahren. Im Sutra 1.33 heißt es, dass das Bewusstseinsfeld friedvoll wird durch die Visualisierung folgender Gefühlsqualitäten [(9)]:

- Liebevolle Güte, wenn andere im Glück sind
- Mitgefühl, wenn andere im Unglück sind
- Freude, wenn andere richtig handeln
- Gleichmut, wenn andere verletzend handeln

Gefühle verändern sich stetig und sind in Bewegung. Über die Praxis der vier Herzmeditationen können wir diese vier Herzensqualitäten kultivieren, entwickeln und wachsen lassen. In einem Kommentar über die Yogasutras von Shankara (ein indischer Philosoph, der 820 in Indien lebte), schreibt er «… dass die Praxis dieser vier Gefühlsqualitäten eine reine Lebenseinstellung (dharma) fördert, die nicht mehr zur Verletzung anderer Lebewesen führt. Diese Einstellung klärt den Geist. Und ein klarer Geist erlangt Festigkeit in der zentrierten Ausrichtung, was in die Selbsterfahrung mündet.» [(10)] Das Fundament der vier Herzensqualitäten basiert also in der langen Yogatradition und ebenfalls in der buddhistischen Tradition, in der diese vier Qualitäten als Brahmaviharas bezeichnet werden.

Ich beschäftige mich seit dreißig Jahren mit der Yogaphilosophie und es lag mir am Herzen, eine Meditationstechnik zu entwickeln, die auf der Weisheit dieser langen Tradition fundiert.

Gerade in der heutigen Zeit der Überreizung und Überflutung durch die sozialen Medien können diese vier Herzöffner uns helfen, sich aufs Wesentliche im Leben zu fokussieren.

Die unzähligen Bücher und Ratgeber zu diesen Themen zeigen, dass es auch heute noch sehr aktuell und lohnenswert ist, sich mit diesen vier Qualitäten intensiver zu beschäftigen. Es ist wohl kein Zufall, dass die erste Herzensqualität «Maitri» ist, was als «Herzlichkeit» und «liebevolle Güte» übersetzt werden kann.

1. Herzlichkeit, liebevolle Güte /Maitri

«Herzlich willkommen» ist die gängige Begrüßung, die wir alle kennen und häufig verwenden. Wenn wir das «-lich» weglassen, würden wir sagen: «Herz willkommen». Mit Achtsamkeit und regelmäßiger Maitri-Herzmeditation können wir lernen, die Qualität der «Herzlichkeit» und der «liebevollen Güte» zu erwecken. Liebevoll mit sich selbst zu sein, ist gar nicht so einfach, und es gibt verschiedene Gründe, weshalb die Selbstliebe vielen Menschen schwerfällt. Sehr oft liegen die Ursachen in frühkindlichen schwierigen Erfahrungen, die uns gar nicht bewusst sind. Bei traumatischen Erfahrungen in der Kindheit, braucht es professionelle Hilfe von einem/r Therapeuten/in, der/die sich in dieser Arbeit auskennt und kompetent ist. Die eigenen Schwächen zu sehen und anzunehmen, ist ein schrittweiser Prozess, den wir durch die Maitri-Meditation zusätzlich unterstützen können. Menschen mit einer starken narzisstischen Veranlagung fällt es oft sehr schwer, sich mit den eigenen Schwächen auseinanderzusetzen. Solche Menschen projizieren ihre eigenen Schwächen gerne auf die anderen. Was bedeutet es für dich, liebevoll mit dir und anderen zu sein? Wie definierst du «Selbstliebe»? Kannst du deinen Körper, deinen Charakter annehmen oder hast du oft das Gefühl, nicht gut genug zu sein?

Wie würdest du auf einer Skala von 0 bis 10 deine Selbstliebe einstufen?

Folgende sieben Schlüssel können deine Selbstliebe und die liebevolle Güte mit anderen Menschen erwecken:

1. Bewusste Wahrnehmung der Gedanken und Gefühle

Die bewusste Wahrnehmung unserer Gedanken und Gefühle kann uns helfen, achtsamer mit ihnen umzugehen und unbewusste Muster und Glaubenssätze umzuwandeln. Wenn es uns immer öfter gelingt, präsent und wach zu sein, sind wir in der Lage, neue Gedanken und Gefühle zu entfalten, die unsere Selbstliebe fördern. So ist es beispielsweise sehr hilfreich zu erkennen, wenn ich nicht authentisch bin, weil ich Angst davor habe, von anderen nicht geliebt, oder sogar abgelehnt zu werden. Die weitverbreitete Harmoniesucht mit dem Bedürfnis, von allen geliebt zu werden, ist sehr anstrengend und steht der Selbstliebe im Weg. Es ist also sehr hilfreich, immer wieder die Gedanken und Gefühle zu beobachten und bewusst wahrzunehmen, ob sie die liebevolle Güte fördern oder blockieren. Durch das regelmäßige Innehalten und die Herzmeditation wird es dir immer leichter fallen, neue Gefühle, die deine Selbstliebe fördern, im Leben zu integrieren.

2. Zeit für Stille, um sich bewusst zu spüren

Nimm dir jeden Tag Zeit für dich und die Stille. Das unterstützt dich dabei, mit dir selbst in Kontakt zu treten und zu spüren, was dich innerlich beschäftigt. Neben der täglichen Herzmeditation gibt es viele Momente wie beim Aufstehen, in Essenspausen oder beim Zubettgehen, die sich gut dafür eignen, einmal innezuhalten. Die kleine Herzmeditation mit den fünf Sätzen kann dich dabei wundervoll unterstützen. Schenke dir auch mal einen ganzen Tag oder eine Woche, in der du ganz allein mit dir bist und das Rendezvous mit dir selbst erfahren kannst.

3. Beginne eine Freundschaft mit dir selbst

Entscheide dich für eine tiefe Freundschaft mit dir selbst und schenke dir immer wieder Zeit, um diese Beziehung bewusst zu gestalten. Die Praxis der Selbstfreundschaft kann vieles heilen und die eigene Würde stärken, ohne dabei in die übertriebene Selbstliebe zu kommen.

Sich selbst wohlwollend, herzlich und tolerant zu begegnen, ist sicherlich ein Prozess, der in Schritten gelernt und verfeinert werden kann und muss. Für sich selbst gut zu sorgen, hat nichts mit Egoismus zu tun. Wer mit sich selbst gut befreundet ist, dem fällt es auch leichter, anderen Menschen ein guter Freund zu sein. Wie nimmst du deine Freundschaft mit dir selbst wahr, und was würde es bewirken, wenn du die Beziehung mit dir noch bewusster lebst? Sehr hilfreich ist es, sich zu fragen, ob man den eigenen Werten treu ist und ob die eigenen Handlungen die Selbstfreundschaft unterstützen oder belasten. Es lohnt sich also, sich immer wieder bewusst für die Selbstfreundschaft zu entscheiden. Dabei können wir lernen, Gedanken und Gefühle, die unsere Selbstfreundschaft sabotieren, zu erkennen und bewusst zu verändern. Ehrlichkeit, Toleranz und Loyalität dürfen wachsen und stärken die Freundschaft mit uns und anderen. Wenn du spürst, dass du gelassener bist und mehr echtes Selbstvertrauen empfindest, ist das ein Anzeichen dafür, dass deine Freundschaft mit dir selbst am Wachsen ist. Dadurch wirst du viele Menschen anziehen. Denn Menschen mögen Menschen, die sich selbst mögen und wertschätzen.

4. Sich und anderen tolerant begegnen, schenkt Gelassenheit

Je mehr es dir gelingt, dir selbst ein wahrer Freund bzw. eine wahre Freundin zu sein, desto einfacher wird es dir fallen, anderen gegenüber toleranter aufzutreten bzw. zu sein.

Lerne deine eigenen Schattenaspekte, deine Fehler zu erkennen und damit umzugehen, ohne dich dabei negativ zu bewerten und dich schlecht zu fühlen. Mache es dir zur Gewohnheit, dir und anderen Menschen tolerant zu begegnen. Sehr hilfreich sind Menschen, die uns mit ihren Meinungen und Verhaltensweisen triggern. Übe täglich, dir gegenüber mit Nachsicht zu begegnen, wenn du wieder in alte ungesunde Muster und Verhaltensweisen zurückgefallen bist.

Toleranz fördert die Akzeptanz von uns und anderen Menschen, was viel unnötigen Ärger und Energieverlust spart. Eigentlich wissen wir alle, wie schwierig es sein kann, sich und seine Verhaltensweisen zu ändern. Beginne aus diesem Grund, bei dir selbst tolerant zu sein, und freue dich jedes Mal, wenn es dir im täglichen Leben gelingt.

5. Erkenne deine Schwächen an und akzeptiere, dass niemand vollkommen ist

Die Einsicht, dass du nicht vollkommen bist und auch deine Schwächen hast, darf sein und muss nicht überspielt werden. Das Annehmen deiner eigenen Schwächen, darf gelernt werden und hilft dir, Toleranz dir gegenüber zu entwickeln. Seinen eigenen Fehlern wohlwollend zu begegnen, schafft viel Leichtigkeit und befreit uns von dem Perfektionisten in uns, der uns ständig antreibt und bewertet. Dankbar und offen zu sein für Feedbacks zu deinen Schwächen, hilft dir, deine Schattenaspekte zu erkennen und zu lernen, damit umzugehen. Dabei bist du herausgefordert, nicht in die Selbstbewertung und Schuldgefühle hineinzugeraten. Dein Umfeld wird es sehr schätzen, wenn du zu deinen Schwächen stehst und Bereitschaft zeigst, an dir bzw. ihnen zu arbeiten. Damit gibst du anderen auch den Raum und Mut, ihre eigenen Unvollkommenheiten zu sehen und ehrlich zu kommunizieren.

6. Schätze deine Stärken und sehe sie auch bei anderen Menschen

Die Wertschätzung und der gegenseitige Respekt haben heute viel an Bedeutung verloren. Dabei spiegeln sie ein wesentliches Grundbedürfnis der Menschen wider, von anderen gesehen und wahrgenommen zu werden. Wertschätzung ermöglicht eine tiefere Verbindung mit uns selbst und anderen Menschen, was das Leben so einzigartig macht. Sich und anderen respektvoll zu begegnen, schafft tiefes Vertrauen und ist ein wichtiger Schlüssel zur Liebe für sich selbst und einem respektvollen Umgang mit anderen Menschen. Einige tun sehr viel, um die Aufmerksamkeit anderer zu bekommen. Heute wissen wir, dass Facebook-Likes Glückshormone auslösen und mangelnde Likes die Stimmung senken können. Das ist ein Grund, weshalb ich in Facebook des Öfteren Herzchen verteile. Indem wir uns selbst Anerkennung schenken und dankbar sind für die eigenen Stärken, erfüllen wir ein tiefes Grundbedürfnis. Ganz im Gegensatz dazu ist die weitverbreitete Sucht nach Anerkennung. Ständig getrieben sein von dem Wunsch nach Anerkennung im Außen ist sehr anstrengend und kann zu Dauerstress und Erschöpfung führen. Die Motivation und der Wunsch, erfolgreich zu sein, hängen häufig mit einem starken Bedürfnis nach Anerkennung und Wertschätzung zusammen. Wenn es uns gelingt, die eigenen Stärken bewusster zu erkennen und uns darauf zu fokussieren, werden sie auch wachsen. Zudem schenken wir uns damit mehr eigene Wertschätzung und sind weniger abhängig von der Anerkennung anderer. Viele bekannte Psychologen haben das Bedürfnis des Menschen nach Anerkennung als wichtigstes Grundbedürfnis definiert. Diese Erkenntnisse werden mittlerweile durch die Hirnforschung bestätigt.

Von allen Arten der Anerkennung ist Lob nicht nur die einfachste und direkteste, sie ist auch besonders wirkungsvoll.

Sobald wir ein Lob bekommen, schüttet unser Gehirn Serotonin und Oxytocin aus. Serotonin gilt als das Glückshormon, es sorgt dafür, dass wir uns euphorisch fühlen. Oxytocin ist für Bindung zuständig und verstärkt auf Dauer Liebe und Vertrauen.[11]

Wenn es uns gelingt, die eigenen Stärken bei uns zu sehen, kann das sehr hilfreich sein, um auch bei anderen mehr den Fokus auf die Stärken auszurichten. Andere Menschen mehr in und mit ihren Stärken zu sehen, schafft tiefe Verbindungen und fördert das Vertrauen und die Beziehung zueinander. Die meisten Menschen spüren, ob deine Wertschätzung echt und aufrichtig aus deinem Herzen kommt oder eine berechnende Taktik ist, um eine bestimmte Erwartung erfüllt zu bekommen. Die Stärken in anderen zu sehen, kommt wie alles letztendlich zu dir zurück und macht auch dich und deine Freundschaften stärker. Wahre Freunde spiegeln und unterstützen sich in ihren Stärken und sind bereit, den anderen auch in seinen Schwächen anzunehmen. Solche Beziehungen sind sehr wertvoll und bereichern das Leben auf wunderbare Weise.

7. Entscheide dich für eine liebevolle Beziehung mit dir und sei liebevoll im Umgang mit anderen Menschen

Damit die Selbstliebe und der liebevolle Umgang gelingen, ist es wesentlich, dich aus ganzem Herzen dafür zu entscheiden. Mache es dir zur Gewohnheit, dich für folgende innere Haltungen zu entscheiden:

«Ich liebe mich so, wie ich bin. So bin ich.»

«Ich liebe dich so, wie du bist. So bist du.»

Selbst wenn du diese Sätze noch nicht in dir fühlen kannst, helfen sie dir während des Prozesses der Entfaltung deiner Liebe zu dir und anderen Menschen.

Reflexionsfragen zur liebevollen Güte:

Wie oft gelingt es dir, Gedanken und Gefühle, die deine Selbstliebe blockieren, zu erkennen und positiv umzuwandeln?

Wieviel Zeit schenkst du dir täglich, ganz allein mit dir zu sein?

Wie nimmst du die Freundschaft mit dir selbst wahr, und was würde dir helfen, noch mehr dein bester Freund zu sein?

Kannst du dir und anderen tolerant begegnen und was würde dir helfen, deine Toleranz noch mehr zu stärken?

Was sind deine Stärken, die du bewusst bei dir siehst, und wie gelingt es dir, Stärken von anderen bewusst wertzuschätzen?

Ist es dir möglich, deine eigenen Schwächen zu sehen und anzunehmen?

Wie kraftvoll ist deine Entscheidung, dich selbst zu lieben und dir und anderen mit wohlwollender Güte zu begegnen?

In der folgenden Grafik kannst du mit Bleistift eintragen, auf welcher Stufe von 0 bis 10 du dich in den verschiedenen Themenbereichen einschätzt. Der erste und kleinste Kreis steht für Stufe 1.

MAITRI

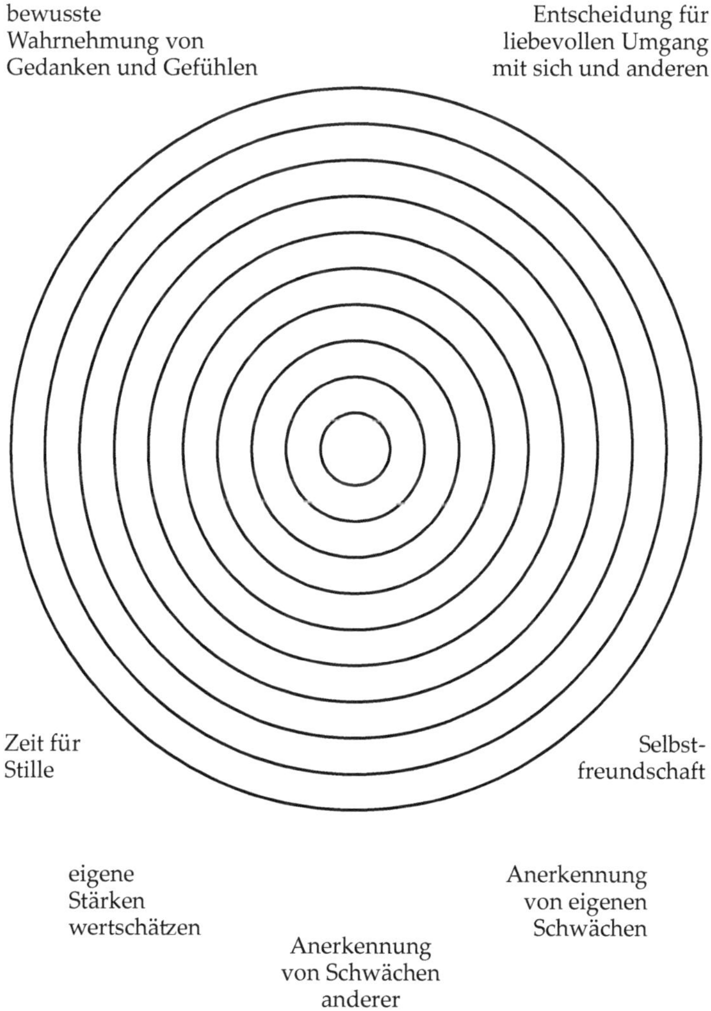

2. Mitgefühl/Karuna

Mitgefühl ist die zweite Herzensqualität in der Herzmeditation. In nahezu allen spirituellen Traditionen und Religionen spielt Mitgefühl eine zentrale Rolle. Der Dalai Lama bezeichnet Mitgefühl als «Grundlage für menschliches Glück» und empfiehlt, mitfühlend zu sein, um andere und sich selbst glücklich zu machen. Mit sich selbst mitfühlend zu sein, fällt vielen Menschen schwer, weil der innere Kritiker sehr stark wirkt. Oftmals gehen wir mit uns selbst hart ins Gericht und verurteilen uns für Fehler und Schwächen. Wie Neurologen in einer Studie [12] feststellen konnten, hat der freundliche und beruhigende Umgang mit sich selbst einen Bezug zu verstärkten Aktivitäten des linken Temporalpols und der Insula-Hirnareale, in denen es um positive Emotionen und Mitgefühl geht.[12]

Mittlerweile gibt es viele wissenschaftliche Studien, die belegen, dass Meditationstechniken Mitgefühl und Empathie fördern können und die Menschen dadurch in ihrer emotionalen Intelligenz aufblühen können. Da es vielen Menschen leichter fällt, mit anderen mitzufühlen, kann es sinnvoll sein, zuerst mit dem Mitgefühl für andere zu beginnen. Wie die Liebe kennt auch das Mitgefühl keine Grenzen. Wir können in unserem Alltag fortlaufend üben, mit uns und anderen mitzufühlen und es ständig weiterentwickeln. Sogenanntes Selbstmitgefühl gibt uns emotionale Sicherheit, Leichtigkeit und eine starke Verbindung mit uns selbst. Es fördert den Optimismus und die Zuversicht und stärkt die Fähigkeit, schmerzvolle Erfahrungen gut zu verarbeiten und damit leben zu lernen.

Folgende Schlüssel unterstützen das Mitgefühl für sich und andere:

Leid erkennen und bewusst wahrnehmen

Es ist nicht angenehm, dem Leid und Schmerz ins Auge zu sehen. Manchmal ziehen wir es vor, es einfach nicht sehen und spüren zu wollen. Mit der Verdrängung und dem Ignorieren machen wir uns keinen Gefallen, weil es dadurch im Unbewussten weiter wachsen und wirken kann. Es braucht Mut, leidvolle Gefühle und Schmerz wahrzunehmen und ihre unangenehmen Empfindungen, wie zum Beispiel Traurigkeit, Verzweiflung, Enttäuschung und Schuldgefühle, auszuhalten. Gerade vielen Männern fällt es schwer, sich diese schmerzlichen Gefühle einzugestehen, weil sie es schlicht anders beigebracht und vorgelebt bekommen haben. Bei traumatischen Erfahrungen ist es sicherlich wichtig, mit einer kompetenten Therapeutin/einem kompetenten Therapeuten diese Themen und Gefühle in einem sicheren Rahmen anzuschauen, um sich selbst nicht zu überfordern. Das Leid zu erkennen, braucht Ehrlichkeit und die Bereitschaft, über den Stolz des eigenen Egos hinauszugehen. Sich einzugestehen, dass einen etwas schmerzt oder noch belastet, ist nur möglich, wenn wir bei uns hinschauen und ins Spüren kommen. Im Herzbereich können wir das sehr deutlich wahrnehmen. Wenn wir uns nicht wohlfühlen, haben wir die Tendenz, uns im Brustkorb zu verschließen und die Schultern anzuspannen.

Sich und anderen verständnisvoll und wohlwollend begegnen

Dem inneren Kritiker fällt es schwer, wertfrei zu beobachten und verständnisvoll zu sein. Sehr schnell kommen wir ins Bewerten von uns und anderen. Uns selbst gegenüber verständnisvoll zu sein, setzt die Fähigkeit des Verstehens und des Einfühlungsvermögens voraus. Erst wenn wir uns bewusst sind, dass wir einen Fehler gemacht haben, können wir dies einsehen und daraus lernen. Denn eigentlich heißt «Fehler», dass noch etwas fehlt, wie zum Beispiel Bewusstsein oder Achtsamkeit. Anstatt uns oder anderen in Groll zu begegnen, können wir uns fragen: Was kann ich daraus lernen? Jedes Mal, wenn wir über unsere eigenen Schwächen stolpern, können wir lernen, uns toleranter zu sehen und anzuerkennen, dass wir nicht vollkommen sind. Ja, du darfst Fehler machen und Schwächen haben. Wie schön und leicht wäre unser Leben, wenn wir aufhören würden, uns und andere ständig negativ zu bewerten.

Dir selbst und anderen Menschen kannst du noch mehr Verständnis und Wohlwollen schenken. Das können wir mit der Praxis des Mitgefühls täglich üben.

Das Bedürfnis, sich selbst und anderen zu helfen, um das Leiden zu verringern

Mit der Frage «Wie geht es dir?» zeigen wir unser Interesse am Wohlbefinden des Gegenübers. Wenn wir uns selbst diese Frage stellen, können wir spüren, ob es zurzeit etwas gibt, das uns auf dem Herzen liegt und uns belastet. Somit könnten wir uns auch selbst helfen, indem wir uns Trost, Verständnis und Zuversicht schenken. Wir könnten reflektieren, was uns jetzt in dieser (Lebens-)Situation helfen würde. Es kann sehr hilfreich sein, das Leid mit jemandem zu teilen, dem wir vertrauen.

Kannst du dich an eine schwierige Situation in deinem Leben erinnern, in der ein Mensch dich in deinem Schmerz liebevoll wahrgenommen und getröstet hat? Wie fühlst du dich, wenn dein bester Freund wirkliches Interesse für deine Sorgen zeigt? Welche für Gefühle löst es in dir aus, wenn ein Freund dir hilft, dein Leiden zu verringern? Wesentlich ist die Offenheit, sich selbst zu helfen oder die Bereitschaft, Hilfe von anderen Menschen anzunehmen. Menschen die ihr eigenes Leid nicht sehen können oder wollen, fällt es meistens schwer, die Unterstützung von anderen anzunehmen. Bestimmt kennst du auch Personen, denen du gerne helfen möchtest, ihr Leid zu verringern, die aber nicht offen sind, deine Hilfe anzunehmen. Fällt es dir leicht, Unterstützung von anderen anzunehmen? Hast du auch Widerstände in dir, die das erschweren? Es kann durchaus hilfreich sein, sich immer wieder zu fragen: «Was hilft mir jetzt?». Durch die Karuna-Herzmeditation lernen wir, das Mitgefühl zu stärken und im eigenen Herzen zu hören, was einem selbst und anderen guttut.

Die Kunst, sich und anderen zu verzeihen

Wir alle tragen alte schmerzliche Erinnerungen in uns, die oft unbewusst sind und unsere Gefühle, unsere Gedanken beeinflussen. Manchmal verletzen wir uns oder andere Menschen, ohne es zu bemerken. In einem Meditations-Retreat, an dem ich teilgenommen habe, wurde uns die Frage gestellt, wen wir in unserem Leben schon verletzt haben. Die Auseinandersetzung mit dieser Frage war sehr unangenehm für mich, weil mir immer mehr Situationen und Menschen bewusst wurden, die ich mit meinem Verhalten verletzt habe. Die Liste wurde immer länger und es wurde mir klar, wie oft ich selbstbezogen gehandelt und dabei andere in ihren Gefühlen nicht wahrgenommen habe. Diese Erkenntnis half mir, mich dafür zu entscheiden, mir zu verzeihen und daraus zu lernen, noch achtsamer mit mir und anderen umzugehen.

Diese Erfahrung hat mir geholfen, mein Mitgefühl für mich und andere mehr zu entfalten. Beim Verzeihen ist es hilfreich, die Dinge so anzunehmen, wie sie sind, und gleichzeitig offen zu sein für eine positive Veränderung. Verzeihen ist sicherlich ein Prozess des Verarbeitens und der Heilung. Es geschieht nicht so einfach auf Knopfdruck. Bei traumatischen Erfahrungen benötigt es meist eine professionelle Begleitung durch ein/e Therapeutin/einen Therapeuten. Das mitfühlende Wahrnehmen eines schmerzvollen Gefühls kann sehr hilfreich sein, um daraus zu lernen, mit der Situation umzugehen. Wenn wir uns selbst verzeihen möchten, ist es sehr hilfreich, sich bewusst zu machen, dass es einem leidtut und dass man seinen Fehler sehen kann, um daraus lernen zu können. Wichtig ist es auch einzusehen, dass wir unser Verhalten nicht rückgängig machen können, was uns allerdings nicht hindern muss und sollte, uns zu vergeben. Uns und anderen Menschen nicht zu vergeben und mit Schuld- oder gar Hassgefühlen zu leben, ist sowohl für die körperliche wie auch die seelische Gesundheit sehr belastend. Wenn es uns gelingt zu verstehen, weshalb jemand uns beleidigt hat, kann dieses Verständnis das Vergeben erleichtern. Mich persönlich hat das «Ho'oponopono-Ritual» sehr inspiriert, das Vergeben und Verzeihen zu üben. Die Übersetzung dieses schwierig auszusprechenden Wortes ist: «der Weg zur Vollkommenheit» oder «zum eigenen Herzen». Die vier Sätze lauten wie folgt:

«Es tut mir leid.»

«Bitte verzeih mir.»

«Ich liebe Dich.»

«Danke.»

Am besten probierst du es gleich mal aus, mit einem Menschen, mit dem du noch nicht im Frieden bist. Die Herzmeditationen in diesem Buch unterstützen mit den vier Herzöffnern die Fähigkeit, dir und anderen wirklich zu vergeben. Mit dem ersten Satz zeigst du dein Eingestehen von Fehlern und deinen Wunsch nach Frieden. Mit der Bitte um Verzeihung zeigst du deine Einsicht und deine Bereitschaft, daraus zu lernen. Mit dem dritten Satz zeigst du deine Akzeptanz und Güte und löst dich vom Opferbewusstsein. Mit dem «Danke» drückst du deine Dankbarkeit und Erleichterung aus. Sich mit sich selbst und anderen auszusöhnen, ist ein großes Geschenk, das nur wir uns machen können.

Sich selbst und andere so anzunehmen, wie wir bzw. wie sie sind, erleichtert das Leben ungemein, öffnet das Tor zum Herzen und der wahrhaftigen bedingungslosen Liebe, der es möglich ist zu verzeihen.

Reflexionsfragen zu Mitgefühl:

Wie oft gelingt es dir, deine schmerzlichen Gefühle zuzulassen?

Wie schätzt du deine Empathiefähigkeit ein, dich in andere Menschen hineinzufühlen?

Mit wie viel Verständnis begegnest du dir und anderen Menschen in angespannten Situationen?

Wie tolerant nimmst du dich wahr, wenn du bei dir einen Fehler oder ein Fehlverhalten erkennst?

Bist du bereit, dich auch mit deinen destruktiven, boshaften Denk- und Verhaltensweisen auszusöhnen?

Wie stark ist dein Wunsch, deine eigenen belastenden Gefühle aufzulösen?

Wie schätzt du deine Bereitschaft ein, anderen Menschen zu helfen, ihre leidvollen und schmerzlichen Gefühle zu verringern?

Wie nimmst du deine Fähigkeit wahr, dir selbst verzeihend zu begegnen?

Was hilft dir, anderen Menschen zu verzeihen, und wann fällt es dir schwer, anderen zu vergeben?

Gibt es Menschen, mit denen du durch Groll und Wut verbunden bist?

Wie wäre dein Leben, wenn es dir noch mehr gelingen würde, mit dir und anderen Menschen mitfühlend und verständnisvoll zu sein?

In der folgenden Grafik kannst du mit Bleistift eintragen, auf welcher Stufe von 0 bis 10 du dich in den verschiedenen Themenbereichen einschätzt. Der erste und kleinste Kreis steht für die Stufe 1.

KARUNA

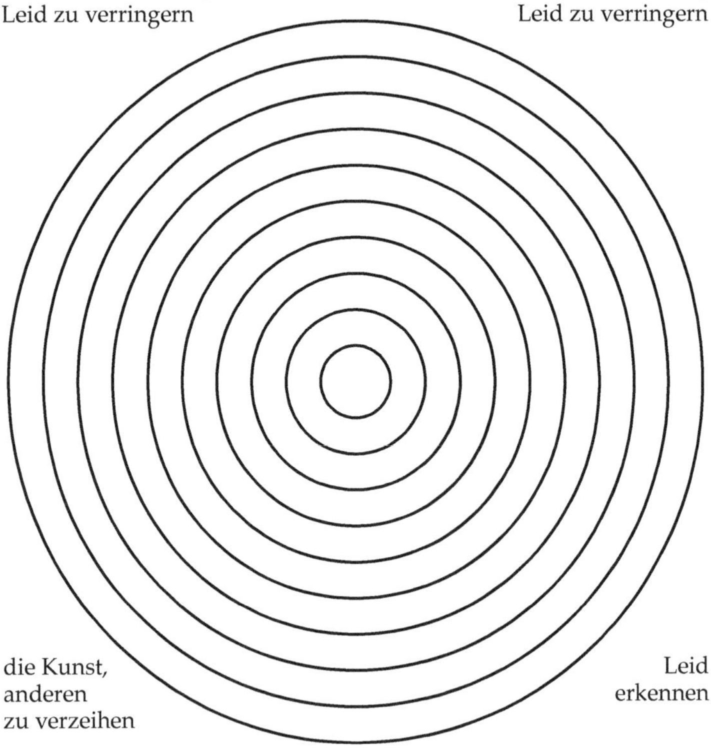

3. Mitfreude und Glück/Mudita

Das Sanskrit-Wort Mudita hat verschiedene Bedeutungen wie «Mitfreude» und kann auch als «freudvoll» und «glücklich» übersetzt werden. Sich gemeinsam mit jemandem zu freuen, sei es über Glück oder Erfolg, öffnet das Herz und schenkt viel Lebensenergie. Die Freude und Wertschätzung für sich und andere bewusst wahrzunehmen, ist eine wundervolle Praxis, die uns viel Glück und Erfüllung bringt. Leider sind wir oft mehr auf die leidvollen Themen fixiert, wie man eindrücklich in den gängigen Medien sehen kann. Auch in unseren alltäglichen Gesprächen nehmen negative Dinge und Probleme viel Raum ein. Mir fällt immer wieder auf, wie viele Menschen das Wort «Problem» oder «problematisch» ungemein oft benutzen. Man kann sich auch im eigenen Leid verstricken, wenn man sich ständig damit beschäftigt. Mit dem bewussten Fokus auf die Mitfreude und Lebensfreude lernen wir, ganz aus dem freudvollen Herzen zu leben. Ist es nicht die große Freude, die wir an kleinen Kindern so bewundern? Ihre Fähigkeit, sich an den kleinsten Dingen zu erfreuen und das Spiel des Lebens mit großer Begeisterung zu leben? Freude ist ansteckend, und wer wirklich mit dem Herzen für etwas einsteht, kann unglaubliche Kräfte und Energien freisetzen. Wenn wir lernen, uns von Herzen über das eigene Glück oder den Erfolg von anderen zu freuen, wachsen wir auch in unserer grundsätzlichen Großzügigkeit. Sich gemeinsam über Erfolg und Glück zu freuen, ist sehr erfüllend und verbindend. Die Freude ist in jedem Menschen bereits verankert. Es ist möglich, sie auch ohne ein freudvolles äußeres Ereignis zu spüren, wenn wir uns mit der Quelle der Freude in unserem Herzen verbinden können.

Dem Ruf der Freude zu folgen, bringt uns viel Kraft und innere Stärke. Folgende Schlüssel können sehr hilfreich dabei sein, die dritte Herzensqualität Mudita zu verstärken:

Die Fähigkeit, Freude bewusst wahrzunehmen

Da wir dieses Gefühl der Freude bereits in uns tragen, ist es wichtig, damit in Verbindung zu kommen. Unser Gehirn ist ursprünglich darauf ausgerichtet, Gefahren zu erkennen, um unser Überleben zu sichern. So sind wir darauf konditioniert, unangenehme, unsichere Gefühle und Gedanken öfter als freudvolle Gedanken wahrzunehmen. Vereinfacht ausgedrückt, fällt es uns im Allgemeinen leichter, das Negative als das Positive in uns und anderen zu sehen.

Deshalb ist es notwendig, sich immer wieder bewusst mit dem Herzen zu verbinden und das Gefühl der Mitfreude wahrzunehmen. Das können wir durch regelmäßige Übungen und Meditationen abrufen. Dadurch können wir im Gehirn neue Bahnen erzeugen, die dazu führen, dass es zur Gewohnheit wird, sich mit anderen zu freuen. Mitfreude, Lebensfreude und Begeisterung können trainiert werden, sodass wir sie immer wieder abrufen können. Ja, selbst in schwierigen und herausfordernden Zeiten kann es möglich sein, die Freude in uns wahrzunehmen und uns als Glückspilz zu betrachten, voll Dankbarkeit für all die Geschenke des Lebens. Den Herausforderungen freudvoll und offen zu begegnen, ist eine Fähigkeit, die wir üben und ständig erweitern können. Sich bewusst zu freuen, wenn es anderen gut geht, bringt viel Energie und stärkt die Verbindung zu sich und dem Gegenüber. Im Gegensatz dazu gehören der Neid und die Missgunst zu den negativsten Energien, die uns und anderen Menschen Schaden zufügen. Wie fühlst du dich, wenn du spürst, wie sich andere Menschen wahrhaftig an deinem Glück und Erfolg freuen können? Wie fühlst du dich, wenn du dich am Glück und Erfolg von anderen erfreuen kannst? Wie wäre dein Leben, wenn es dir noch häufiger gelingen würde, die Freude in dir wahrzunehmen und mit anderen Menschen zu teilen?

Du hast das Potenzial, ein Freudenverstärker zu werden, der sich und vielen Menschen Freude bereitet. Sie beginnt in dir und durch dich.

Das Fundament des eigenen Selbstwertgefühls

Hast du auch schon beobachtet, dass es schwieriger ist, Freude für andere zu empfinden, wenn du selbst nicht im Gleichgewicht bist? Dass du anfälliger bist für Konkurrenzdenken und Eifersucht, wenn es bei dir selbst gerade nicht gut läuft im Leben? Neid ist eine Form, den eigenen Mangel und minderwertige Gefühle zu verdrängen. Andere auf das hohe Podest zu stellen und übermäßig zu bewundern, kann auch mit eigenem mangelnden Selbstwertgefühl zusammenhängen. Wenn wir andere ständig kritisieren und uns über sie stellen, wird es schwierig, Mitfreude zu empfinden. So fällt es Menschen mit starker narzisstischer Ausprägung sehr schwer, sich über das Glück und den Erfolg anderer zu freuen. Ein gesundes Selbstwertgefühl zu entwickeln, ist deshalb wesentlich, um aus einem Gefühl der Zufriedenheit heraus anderen Menschen auch Gutes zu wünschen und sich mit ihnen gemeinsam zu freuen. Solange wir uns selbst nicht gut genug fühlen (Perfektionist), uns ständig kritisieren oder mit anderen Menschen vergleichen (Konkurrenzdenken), ist die Mitfreude eine große Herausforderung, der wir uns gegenübersehen. Um die Mitfreude zu spüren, ist es sehr hilfreich, die ersten zwei Herzensqualitäten, die Selbstliebe und das Mitgefühl, zuerst zu stärken. Das schafft tolle Voraussetzungen, um uns aus dem Herzen am Glück anderer erfreuen zu können. Vielen Menschen fällt das Mitfühlen mit anderen einfacher, als sich mit anderen mitzufreuen. Aus diesem Grund erscheint es sinnvoll, zuerst am eigenen Selbstwertgefühl zu arbeiten, bevor wir uns in Mitfreude üben. Sich zu freuen, aktiviert die Neurotransmitter im Gehirn und schüttet das Hormon Phenethylamin aus, das auch für unsere Glücksempfindungen verantwortlich ist.

Die Wertschätzung von sich und anderen

Wenn es uns gelingt, uns und andere wertzuschätzen, fühlen wir große Freude und Zufriedenheit. Das Grundbedürfnis nach Anerkennung ist bei vielen Menschen so ausgeprägt, dass sie fast alles tun, um diese von ihrem Umfeld zu erhalten. Dabei gibt es viele verschiedene Möglichkeiten, Anerkennung und Aufmerksamkeit zu erhalten. Einige machen das über ihren Erfolg, andere wiederum über das Erzählen ihrer Probleme. Sich selbst wertzuschätzen, ist gar nicht so einfach und bekannte Aussprüche wie «Eigenlob stinkt» oder «Nimm dich nicht so wichtig» sind vielen aus der Kindheit bekannt. Diese negativen Glaubenssätze haben ihre Spuren hinterlassen und blockieren viele Menschen in ihrer Selbstwertschätzung. Einem Kind, das mit viel Wertschätzung aufgewachsen ist, fällt es im späteren Leben leichter, sich und andere wertzuschätzen. Die eigenen Stärken und Fähigkeiten bewusst wahrzunehmen und wertzuschätzen, wirkt sich sehr positiv auf das Wohlbefinden und die Lebensfreude aus. Welche drei Qualitäten schätzt du besonders an dir? Die eigene Wertschätzung hilft dir, deine Talente und Potenziale zu erkennen und dich weiterzuentwickeln. Wenn wir das Gute im anderen sehen, spiegeln wir uns dabei selbst. Sich und andere Menschen wertzuschätzen, ist sehr hilfreich, um sich auch mit anderen Menschen gemeinsam freuen zu können.

Offenheit für Dankbarkeit

Über die Kraft der Dankbarkeit gibt es inzwischen viele wissenschaftliche Beiträge. Professor Robert A. Emmons hat herausgefunden, dass Dankbarkeit die positiven Emotionen verstärkt, das Selbstwertgefühl fördert, das Immunsystem stärkt, den Blutdruck senkt, den Schlaf verbessert, die Bereitschaft zu verzeihen fördert und das Mitgefühl und die Empathie für andere Menschen erhöht.

Dankbarkeit reduziert zudem Neid, Missgunst und Konkurrenzdenken, also alles, was der Mitfreude und unserem eigenen Glücklichsein im Wege steht. Je dankbarer du bist, desto einfacher fällt es dir, dem Leben gegenüber offen zu sein. Ganz in der Gegenwart, im Jetzt zu leben und die Herausforderungen dankbar anzunehmen, erleichtert das Leben. Sich täglich drei Dinge aufzuschreiben, für die man heute dankbar ist, kann wahre Wunder bewirken. Es lohnt sich immer wieder, sich bei sich selbst, bei anderen und dem Leben zu bedanken. «Danke» ist ein wahres Zauberwort und zeigt sofort positive Wirkungen. Wenn mir jemand ein sehr kritisches Feedback gibt, sage ich einfach: «Danke für dein Feedback!», was mich in diesem Moment erleichtert und mir hilft, offen zu bleiben. Dankbarkeit ist ein Schlüssel zur eigenen Zufriedenheit und Großzügigkeit. Es ist ein wunderbares Gefühl, anderen Menschen Erfolg zu gönnen und sich daran zu erfreuen. Als Yogalehrer- und Yogatherapeuten-Ausbilder erfüllt es mich mit großer Freude zu sehen, wie toll sich die Teilnehmer entwickelt haben und wie vielen Menschen sie mit ihrer wertvollen Arbeit helfen können.

Wann hast du dich das letzte Mal so richtig über den Erfolg von anderen gefreut? Wie fühlst du dich, wenn du dich an so eine Situation erinnerst? Was würde es bewirken, wenn du die Mitfreude noch häufiger in dein Leben integrieren würdest?

Das Bedürfnis, sich und anderen Glück und Erfüllung zu wünschen

Je mehr es uns bewusst wird, wie wichtig die Mitfreude für andere auch für uns selbst ist, desto mehr wächst das Bedürfnis, anderen Glück und Erfüllung zu wünschen. Anderen Menschen eine kleine Freude zu machen und sie damit zu überraschen, bringt wunderbare Stimmung und macht richtig Spaß.

Wenn ich mir überlege, was ich heute Gutes für andere tun könnte, bringt mich das auf gute Gedanken und gleichzeitig setzt es mich in Verbindung zu anderen Menschen. Wir alle können Glücksverstärker sein, indem wir anderen eine kleine Freude bereiten, ihnen unsere Hilfe oder Unterstützung anbieten. Menschen zu zeigen, dass sie uns am Herzen liegen und dass wir mit ihnen mitfühlen und uns mitfreuen, schafft eine ganz tiefe Verbindung und verstärkt die wahre Freundschaft. So sind es deine wahren Freunde, die sich mit dir über deinen Erfolg und Reichtum freuen und dir von Herzen alles Gute wünschen. In solch echten Freundschaften ist das Gefühl des Miteinander sehr stark und erfüllend.

Gemeinsam Freude erleben und feiern

Die Mitfreude bringt uns vom Ich und unserer Selbstbezogenheit ins Wir-Gefühl des Verbundenseins, was die Basis des wahren Glücks und der Zufriedenheit ist. Wir können bewusst den Fokus noch stärker auf die Mitfreude legen und uns gemeinsam mit Freunden über die Geschenke des Lebens freuen. Am Ende der Yogaausbildungen erlebe ich seit vielen Jahren, wie schön es ist, gemeinsam Wertschätzung zu empfinden und mit Freude den Erfolg der anderen zu feiern. Eigentlich könnten wir uns jeden Tag freuen, weil es immer jemanden gibt, der gerade eine Glückssträhne hat oder auf einer Erfolgswelle schwimmt. Gerade wenn es uns selbst mal nicht so gut geht und wir uns in einer herausfordernden Situation befinden, kann es sehr inspirierend und befreiend sein, sich über den Erfolg der anderen zu freuen. Anstatt neidisch zu sein, können wir von anderen Menschen Neues lernen und uns dadurch weiterentwickeln.

Gemeinsam zu wachsen, sich gemeinsam zu freuen, hilft uns auch, über den Schatten des eigenen Egos zu springen. Gleichzeitig kommen wir so in die Verbindung mit uns selbst und spüren die innere Kraft in uns.

Reflexionsfragen zu Mitfreude:

Wie oft gelingt es dir, Freude für dich selbst zu empfinden?

Wie häufig freust du dich über den Erfolg von anderen Menschen?

Wie nimmst du deine Wertschätzung dir selbst gegenüber wahr?

Wie häufig gelingt es dir, andere Menschen positiv wahrzunehmen und ihnen deine Wertschätzung zu kommunizieren?

Wie häufig nimmst du bewusst das Gefühl der Dankbarkeit wahr?

Wie stark ist dein Wunsch, dir selbst Freude und Erfüllung zu schenken?

Wie wichtig ist es dir, anderen Menschen Freude und Glück zu bereiten?

Wie viel Bedeutung misst du dem gemeinsamen Erfolgserlebnis bei?

Wie oft feierst deine Erfolge und die anderer im Leben?

In der folgenden Grafik kannst du mit Bleistift eintragen, auf welcher Stufe von 0 bis 10 du dich in den verschiedenen Themenbereichen einschätzt. Der erste und kleinste Kreis steht für die Stufe 1.

MUDITA

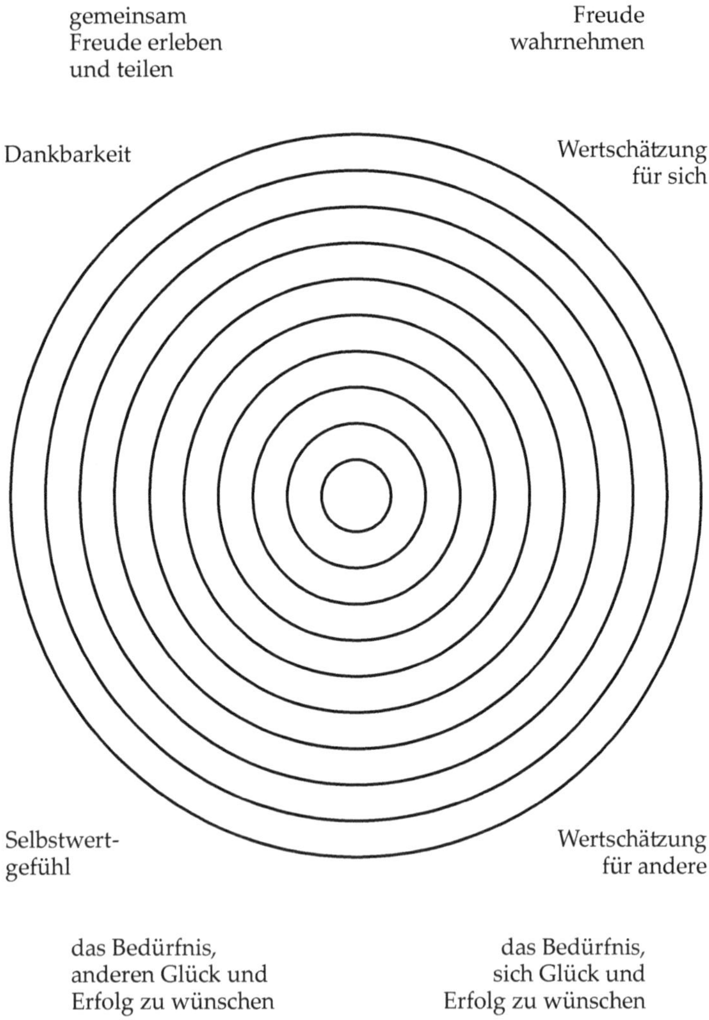

4. Gelassenheit und Gleichmut/Upeksha

Es ist wohl kein Zufall, dass die Herzensqualität «Gelassenheit» und «Gleichmut» als letzte der vier Qualitäten folgt. Wirklich gelassen zu sein, in all den herausfordernden Momenten, die das Leben uns bietet, ist eine wahre Kunst. Die Dinge, Situationen und Menschen anzunehmen, wie sie gerade sind, fällt uns nicht leicht, weil die Tendenz, alles sofort in «gut» oder «schlecht» einzuteilen, eine starke Gewohnheit ist. Unsere Meinungen sind sehr subjektiv und individuell verschieden. Das bewusste Akzeptieren und Annehmen, dass es so ist, wie es ist, gelingt uns besser, wenn wir die Praxis des Anerkennens regelmäßig üben. Dabei können die folgenden vier Schlüssel sehr hilfreich sein, Gelassenheit zu entwickeln und auch im Alltag zu integrieren.

Entspannte und achtsame Präsenz

Durch die regelmäßige Praxis der Herzmeditation können wir lernen, ganz entspannt und achtsam im gegenwärtigen Moment zu sein. Diese innere Grundhaltung des entspannten und achtsamen Seins ist eine wichtige Grundvoraussetzung, um anzuerkennen, dass Dinge und Menschen sind, wie sie sind. Die entspannte, innere Haltung ermöglicht es uns, der Vielfalt des Lebens gegenüber offen zu sein und zu bleiben. Immer wieder können wir üben, innezuhalten und uns zu spüren. Das sanfte, bewusste und regelmäßige Atmen ist sehr hilfreich, um in dieser entspannten Präsenz zu sein. Wenn wir spüren, dass wir diese Präsenz verlieren und gestresst sind, können wir uns durch Achtsamkeit, langsames und gleichmäßiges Atmen wieder in diesen Zustand zurückführen.

Akzeptanz von dem, was ist

Es ist eine gute Übungspraxis, immer wieder zu akzeptieren und anzunehmen, wie der gegenwärtige Moment ist. Das Leben lädt uns jeden Moment ein, allem gegenüber offen zu sein. Damit verbunden sind angenehme und auch unangenehme Gefühle, die sich uns ständig zeigen, ob wir das wollen oder nicht. Natürlich lehnen wir viele Dinge ab und sind es gewohnt, alles ständig zu bewerten. Der Widerstand und die Abwehrmuster unseres Egos sind sehr stark ausgeprägt und uns oft gar nicht bewusst. Deshalb ist es sehr wichtig zu erkennen, wenn wir etwas ablehnen und negativ bewerten. Anzunehmen, dass wir gerade im Widerstand sind, kann uns sehr entspannen. Das schafft inneren Raum, indem alles da sein darf und auch wieder gehen kann. Ob es uns gefällt oder nicht, ist dem Leben eigentlich egal. So oder so es ist ja bereits da und zeigt sich uns. Unser Bewusstsein ist in der Lage, einfach hinzuschauen, was gerade ist, und zu beobachten, wie unser Verstand darauf reagiert. Offen und ohne zu werten, gibt es eine beobachtende Instanz in uns, mit der wir wahrnehmen können, ob wir gerade in der Annahme oder in der Ablehnung sind. Dabei ist es nicht die äußere Situation wie zum Beispiel der Lärm, die uns leiden lässt, sondern unsere innere Haltung des Widerstands, die Unfähigkeit, die Dinge anzunehmen, wie sie sind. Unser Widerstand zeigt, dass wir bereits mit starken Gefühlen wie Ärger, Wut und Genervtheit in Verbindung sind. Im Widerstand zu sein ist sehr anstrengend und verbraucht viel Energie und (Nerven-)Kraft. Hinzuschauen und herauszufinden, was die Ursache unseres inneren Widerstands ist, kann wiederum sehr hilfreich sein, um zu erkennen, was uns jetzt hilft, in die Akzeptanz zu kommen. Je mehr es uns gelingt, diese Widerstände und ihre Wirkung auf uns bewusst zu verstehen, desto einfacher ist es, sie aufzulösen.

In dem Moment, in dem es uns gelingt, in die Akzeptanz zu kommen, lösen sich Druck und Anspannung in uns. Das können wir in der Atmung und den Körperempfindungen sehr deutlich spüren. Akzeptanz schafft inneren Raum und verbindet uns mit dem wertfreien Beobachter in uns, der einfach schaut, was jetzt kommt.

Innere Stärke, in der Mitte zu bleiben

Unsere Gewohnheiten und Tendenzen, unangenehmen Situationen mit Ablehnung, Ignoranz oder mit Widerstand zu begegnen, sind sehr stark. Es braucht viel Übung, in herausfordernden Momenten nicht mit Abwehr zu reagieren und in der eigenen Mitte zu bleiben. Durch die regelmäßige Übung, anzunehmen, was ist, können wir lernen, in solchen Momenten entspannt zu sein. Das hilft uns dabei, mit unseren ablehnenden Gefühlen und Gedanken nicht mehr so stark identifiziert zu sein. Einfach nur beobachten, dass ich jetzt im Widerstand bin und mir gleichzeitig inneren Raum gebe, um bei mir zu bleiben. In diesem inneren Raum wird es möglich sein, eine innere Haltung wie zum Beispiel Akzeptanz und Toleranz zu finden. Das können wir auch in den Herzmeditationen üben, indem wir unangenehme Körperempfindungen und negative Gedanken einfach mit Abstand beobachten. Die innere Haltung «Es darf jetzt so sein» unterstützt die Möglichkeit, dass es sich von selbst wieder auflösen kann. So können wir auch in der Meditation immer wieder durch verschiedene Einflüsse abgelenkt werden. Mit dem bewussten Atem und dem Mantra ist es uns möglich, immer wieder in die Mitte und in die Präsenz zu kommen.

Diese innere Stärke kann sich durch regelmäßige Meditation und Übungen im Alltag immer mehr entfalten. Mit der Zeit kann es sogar eine neue Gewohnheit werden, ganz gelassen zu sein und zu bleiben.

Falls es dann mal nicht gelingt, wirst du das einfacher annehmen können. Die Affirmation «Jetzt bleibe ich bei mir» kann wahre Wunder bewirken.

Die Gelassenheit ist in uns allen bereits vorhanden, und allein durch unsere Präsenz und das Gewahrsein darf sie sich zeigen. Mach es dir zur Gewohnheit, jede schwierige Situation als eine Übung zu sehen, um deine Gelassenheit zu fördern. Freue dich jedes Mal, wenn es dir gelingt, in deiner Mitte zu bleiben.

Geduld und Weisheit

Es ist sehr hilfreich, geduldig zu sein und sich in der Geduld zu üben. Unser Ego kann sehr ungeduldig sein, was es erschwert, in schwierigen Situationen passend zu agieren und nicht mit Ablehnung zu reagieren. Gerade beim Thema «Gelassenheit» braucht es viel Geduld mit sich und anderen Menschen. So können wir erkennen, wenn wir von unseren eigenen Vorstellungen und Bewertungen, wie etwas sein sollte, gefangen sind. Mit etwas Geduld und Achtsamkeit haben wir ganz andere Grundlagen, mit dieser Situation angemessen umgehen zu können. Das heißt, wir können lernen, uns in angespannten Momenten zunächst zu entspannen und zu erkennen, welcher Umgang jetzt passend wäre. Durch die Weisheit der Unterscheidungskraft ist es möglich zu schauen, ob wir diese Dinge und Situationen ändern können oder ob es sinnvoller erscheint, sie anzunehmen, wie sie sind. Gleichzeitig können wir durch die Gelassenheit klarer wahrnehmen, wann es angebracht ist, mutig zu sein und für eine Veränderung einzustehen. In einem Zustand der Harmonie fällt es uns leichter, unsere Sicht klar und liebevoll zu kommunizieren. Gelassene Menschen wirken manchmal von außen etwas distanziert oder gleichgültig. Der gleichgültige Mensch geht auf Distanz und verbirgt seine Gefühle in einer Abwehrhaltung. Ganz im Gegensatz dazu geht der gelassene Mensch mit Herz und Geist in Verbindung und fühlt mit.

In der Gelassenheit können wir uns ganz öffnen für eine Situation und finden eine passende Antwort aus dem Herzen.

Dem Ruf des Herzens zu folgen, ist nur möglich, wenn wir in einem entspannten, gelassenen Zustand sind. Das Gewahrsein der Gelassenheit in uns ist ein wichtiger Schlüssel für ein entspanntes, glückliches Leben. Wir alle können lernen, noch gelassener zu sein. Mit Offenheit und Geduld ist es einfacher, unsere alten Denkmuster und Handlungen positiv zu verändern. Gelassenheit vereinfacht unser Leben und ist ein wichtiger Schlüssel zum wahren Glück.

Reflexionsfragen zur Gelassenheit:

Wie häufig gelingt es dir, in angespannten Situationen dich selbst zu spüren und innezuhalten?

Auf einer Skala von 1 bis 10 (wobei die 10 als «in höchstem Maße gelassen» gewertet wird): Wie würdest du deine Gelassenheit einstufen?

Gibt es Situationen, in denen es dir schwerfällt, gelassen zu reagieren?

Wie oft gelingt es dir schon, gelassen zu agieren und nicht im Widerstand zu reagieren?

Wie tolerant bist du gegenüber anderen Menschen, die nicht deinen Vorstellungen und Werten entsprechen?

Wann gelingt es dir besser, in schwierigen Situationen in deiner Mitte zu bleiben?

Wie fühlst du dich, wenn es dir gelingt, gelassen zu sein, und was bewirkt eine solche Erfahrung bei dir und bei anderen Menschen?

Wie geduldig nimmst du dich im Umgang mit dir und anderen wahr?

Wie häufig gelingt es dir, dich mutig für eine Veränderung zu entscheiden?

In der folgenden Grafik kannst du mit Bleistift eintragen, auf welcher Stufe von 0 bis 10 du dich in den verschiedenen Themenbereichen einschätzt. Der erste und kleinste Kreis steht für die Stufe 1.

UPEKSHA

Geduld und
Gelassenheit

entspannte
Präsenz

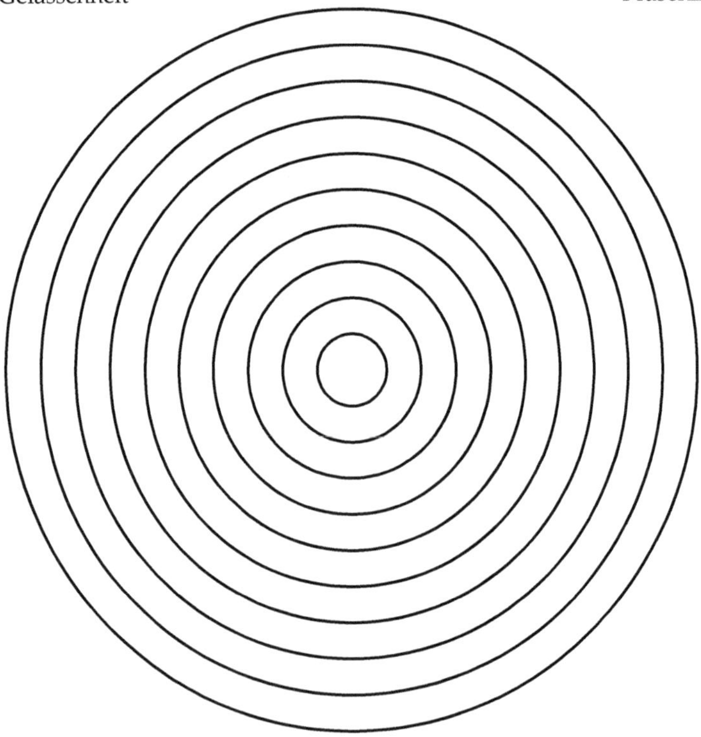

innere Stärke,
in der Mitte
zu bleiben

Akzeptanz
von dem, was ist

DIE TECHNIK UND DIE VIER PHASEN DER HERZMEDITATION

Die Technik der Herzmeditation ist durch meine 30-jährige Erfahrung mit Yoga, Meditationserfahrungen verschiedener Techniken sowie die Herzratenvariabilitätsmessungen und neueste Studien über die Wirksamkeit der Meditation entstanden. Durch meine persönlichen Erfahrungen und Messungen mit der HRV, die Integration in den Yogaausbildungen und die von mir durchgeführte Maitri-Herzmeditationsstudie habe ich diese Meditationstechnik ständig verfeinert und mit den vier Phasen weiterentwickelt.

1. Herzfokus-Atemtechnik

Am Anfang jeder Herzmeditation wird der Fokus mit der 3:3:3- Atemtechnik auf eine bewusste und geführte Atmung gelenkt. Einerseits werden dadurch der Fokus und die Energie verstärkt und anderseits ist es durch die Atemtechnik möglich, in den Zustand der Herzkohärenz zu kommen, in dem der Verstand, die Gefühle und das Herz miteinander im Einklang sind und zusammenarbeiten.[13] In diesem Zustand wird die Energie verstärkt, um Absichten und harmonische Zustände zu erfahren. Folgende Atemtechnik hat sich bei den HRV-Messungen und den Meditationen am wirksamsten erwiesen:

«Herzfokus-Atmung»:

Einatmung drei Sekunden, dann drei Sekunden in der Fülle halten und drei Sekunden lang ausatmen, wobei der Fokus immer auf das Brustbein gerichtet sein soll. Fortgeschrittene können das Atemverhältnis auch auf 5:5:5 steigern.

Bei hoher Anspannung und gesundheitlichen Beschwerden wie Herzproblemen, hohem Blutdruck, Tinnitus und Asthma sollte der Atem nach der Einatmung nicht angehalten werden und der Fokus auf einer sanften und gleichmäßigen Ein- und Ausatmung von jeweils drei Sekunden liegen.

Bei der Atemtechnik in den Herzmeditationen ist der Fokus im Brustbeinbereich, weil das Herz 50-mal mehr elektrische Energie als das Gehirn produziert. Die Achtsamkeit auf das Brustbein zu lenken, ist zudem hilfreich, den unruhigen Geist zu fokussieren. Zusätzlich können wir mit dem Herzfokus positive Gefühle wahrnehmen und unsere emotionale Balance finden, was der Schlüssel zu Gesundheit und optimaler Leistungsfähigkeit ist.

Mittels dieser Atemtechnik werden optimale Voraussetzungen für den weiteren Verlauf der Meditation geschaffen, indem der Geist fokussiert und gleichzeitig entspannt ist. Gleichzeitig werden das Energielevel erhöht und das Stresslevel durch die Aktivierung des Vagusnerv gesenkt. Schon die alten Yogis wussten, dass Atemtechniken der wichtigste Schlüssel für die Gesundheit sind und zugleich die ideale Vorbereitung für die Meditation. So basiert auch diese Atemtechnik auf der Yogatradition und den neuesten Erkenntnissen durch die HRV-Messungen.

Durch die regelmäßige Praxis der Herzmeditation wird sich deine Atemqualität wesentlich verbessern. Das ist ein wichtiger Grund, weshalb die Wirkungen der Herzmeditation auf verschiedenen Ebenen so effektiv sind. Der Atem ist das Wesentliche im Leben, und in der Herzmeditation geht es um genau das: Leben.

2. Meditation durch mentale Wiederholung des «Sanskrit-Mantra»

In der zweiten Phase der Herzmeditation wird jeweils eine der vier Herzensqualitäten mental wiederholt, um diese Qualität zu verinnerlichen, das Unterbewusstsein neu zu programmieren und in einen tieferen Zustand der Präsenz und Kohärenz zu kommen. In der Praxis und verschiedenen Tests mit zahlreichen Menschen hat sich gezeigt, dass die traditionellen vier Sanskrit-Begriffe und -Mantren stärker wirken als die deutschen Begriffe dieser Qualitäten. Das Sanskrit-Wort «Mantra» setzt sich aus «Manas» (Geist) und «tra» (Schutz) zusammen, was hilft, den Geist auszurichten. Diese uralte Sanskrit-Sprache hat eine starke Klangfrequenz, die im Körper und im Geist harmonisierend und sehr energetisierend wirkt. Gerne kannst du die Wirkung gleich selbst mit dem Muskeltest erfahren. Strecke dazu den linken Arm nach vorne aus und lege die rechte Handfläche auf den linken oberen Unterarm auf.

Nun wiederhole dreimal gedanklich das Sanskrit-Wort «Maitri» (Liebe), während du gleichzeitig mit der rechten Hand den linken Arm nach unten drückst und mit dem linken Arm dagegen drückst.

Dann wiederhole diese Schritte mit dem deutschen Wort «Liebe» und nimm wahr, wieviel Kraft du jetzt in deinen Armen spüren kannst. Anhand dieses Muskeltests kannst du also selbst erkennen, ob das Sanskrit-Mantra oder das deutsche Wort bei dir kraftvoller wirkt. Höre auf deinen Körper und entscheide dich, welches Wort für dich besser passt. Dein Körper und Herz sprechen die Wahrheit. Dieses Mantra wird mehrere Minuten entspannt und langsam, mit dem Fokus auf das Brustbein, wiederholt. Lasse das Mantra in dein Unterbewusstsein sinken und spüre die Empfindungen im Brustbeinbereich. Du kannst auch mal eine Mantra-Pause machen, innehalten und dann wieder mit dem Mantra fortfahren. Das Wiederholen sollte keinesfalls mechanisch sein. Lasse das Mantra einfach immer wieder kommen und gehen.

In der zweiten Phase der Meditation geht es um die Vertiefung deiner Achtsamkeit, die Veränderung deiner Gehirnwellen, das Dranbleiben in einem erhöhten Wachzustand und die Verinnerlichung der Herzensqualität, die sich in deinem Unterbewusstsein abspeichert.

3. Stille Phase für die Transformation

Durch die ersten zwei Phasen der Meditation bist du bereits in einem Zustand der entspannten Achtsamkeit und Kohärenz. Du bist mit deinem Herzen im Einklang und empfänglich für eine tiefe Veränderung in deinem Bewusstsein. Die Herzensqualität, die du mental kultiviert hast, kann jetzt tiefer sinken, dein Unterbewusstsein sich neu programmieren, und die tieferen Gefühle im Herzen können bewusst wahrgenommen werden. Das Gewahrsein dieser Gefühle im Herzbereich und die Verbindung mit der Stille sind die Grundlagen für tiefergehende Wirkungen der Herzmeditation. Durch die regelmäßige Meditationspraxis wird es dir möglich sein, in dieser Phase tiefer in die Stille einzutauchen. Das Gewahrsein des Einklangs mit deinem Herzen, die Verbindung mit der Weisheit in dir, kann sich jetzt offenbaren. Es gibt nichts zu tun. In dieser Phase geschieht alles von allein. Dadurch kann sich viel Stress auflösen und dein Vertrauen in den Prozess und die Transformation können sich wundervoll entfalten.

4. Integrationsphase durch das Fühlen und Sehen

In der vierten Phase der Meditation legst du die linke Hand auf dein Brustbein und die rechte Hand über den linken Handrücken. Dabei spürst du, wie es sich anfühlt, wenn du mit dieser Herzensqualität verbunden bist. Hier geht es um das bewusste Wahrnehmen deiner Gefühle und Emotionen. Gleichzeitig fragst du dich selbst: Wie könnte sich das im Leben zeigen, wenn ich zum Beispiel mehr liebevolle Güte für mich und andere empfinden kann? Hier geht es um die Erfahrung, dass es bereits jetzt da ist und sich in deinem Leben offenbaren kann.

Das Fühlen und das Sehen sind wichtige Faktoren, damit die Veränderung unmittelbar in der Meditation geschehen kann und die Integration in den Alltag gelingt. In dieser Phase entscheidet sich, ob du dieses Gefühl auch in schwierigen Situationen abrufen kannst und sich deine emotionale Herzintelligenz weiterentwickelt. Sobald du spürst, dass du in schwierigen, herausfordernden Alltagssituationen liebevoller, mitfühlender, freudvoller und gelassener agieren kannst, weißt du, dass die Herzmeditationen dein Leben nachhaltig positiv verändern können. Die meisten Menschen können bereits nach wenigen Tagen Meditationspraxis wahrnehmen, wie kraftvoll die Veränderungen sind.

Anhand der vier Herzensqualitätentests im Buch kannst du immer wieder überprüfen, ob du dich durch deine Meditationen nachhaltig verändert hast und dir die Integration in den Alltag gelingt.

DIE POSITIVEN WIRKUNGEN DER HERZMEDITATIONEN

Seit vielen Jahren ist es mir ein Anliegen, die Wirkungen von Meditation selbst tiefer zu erfahren und zu verstehen. Deshalb verfolge ich seit längerer Zeit die neuesten wissenschaftlichen Erkenntnisse und Studien, wie die verschiedenen Meditationstechniken wirken. Durch die HRV-Messungen konnte ich die Wirkungen der Herzmeditationen bei mir selbst und anderen sehr umfassend und genau überprüfen.

Eigene Erfahrungen und Wirkungen der Herzmeditationen:

- Die mittlere Herzrate sank um 20 Prozent von 63 auf 51 Schläge pro Minute (HRV-Messung 2021).
- Der Fokus verbesserte sich stark (bei der HRV-Messung stieg der LF-Wert um 37 Prozent).
- Der Vagusnerv wird stark aktiviert, der pNN50-Wert stieg um 79 Prozent (HRV-Messung).
- Die Herzkohärenz wird erreicht, was den Herzrhythmus harmonisiert und die Aktivitäten des sympathischen und des parasympathischen Nervensystems optimal synchronisieren kann.
- Das elektrische Feld, das vom Herzen ausgeht (40- bis 60-mal stärker als das des Hirns), und das Magnetfeld werden aktiviert, was auch außerhalb des Körpers messbar ist und auf das Umfeld und andere Menschen positiv wirkt.
- Das aktuelle biologische Alter wird stark gesenkt.

- Regeneration, Resilienz, Schlaf, Leistungspotenzial und Gesundheitszustand werden durch die Herzmeditation nachweisbar stark verbessert.
- Das Stresslevel wird deutlich verringert und der Energiepegel deutlich erhöht.
- Die positive Grundhaltung im Leben wird deutlich verstärkt.
- Emotionale Balance und Emotionale Intelligenz entfalten sich.
- Die Beziehung mit sich und zu anderen wird wesentlich verbessert.
- Glückshormone wie Serotonin, Dopamin und auch Oxytocin werden ausgeschüttet, was auch die Ausschüttung von Cortisol verringert und somit Stress senkt.
- Der Gehirnbalken «Corpus callosum», der die rechte und linke Gehirnhälfte miteinander verbindet, wird gestärkt. Dadurch verbessert sich die Kommunikation zwischen der linken, analytischen Gehirnhälfte und der rechten, intuitiven Seite. Das fördert die Fähigkeit, unter Stress Lösungen zu finden.
- Der Hippocampus wird bis zu 17 Prozent gestärkt.
- Selbstliebe und die Liebe zu anderen werden intensiver wahrgenommen und erfahren.
- Mitgefühl mit sich und anderen gegenüber wird deutlich verstärkt.
- Mitfreude und Begeisterung werden stark aktiviert, was die Lebensfreude wesentlich erhöht.
- Gelassenheit und Ausgeglichenheit werden verstärkt, was sich sehr positiv auf den Stress und die Leistungsfähigkeit auswirkt und sehr hilfreich ist, den Herausforderungen des Lebens zu begegnen.
- Das Vertrauen und die Wertschätzung in sich und eine innere Kraft entfalten sich.

- Neue Möglichkeiten und Potenziale werden geweckt.
- Nachhaltige Veränderungen und Transformation zeigen sich im Alltag.

ANATOMIE DER HERZ-GEHIRN-VERBINDUNG

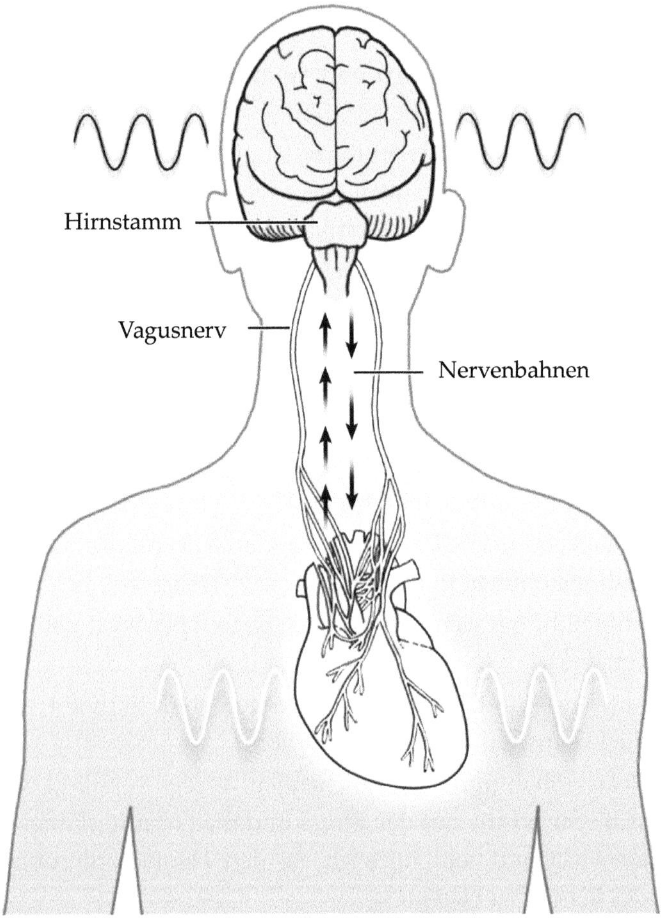

EXPLORATIVE MAITRI-HERZMEDITATIONSSTUDIE MIT VERSCHIEDENEN TEILNEHMERN

Nach all diesen Ausführungen über die positiven Wirkungen, die ich selbst durch die Herzmeditationen erfahren habe, ist es bestimmt nachvollziehbar, weshalb ich von dieser Technik so begeistert bin und sie mit möglichst vielen Menschen teilen möchte. Als ich in meinen Yoga- und Meditationskursen als Kursleiter erleben durfte, wie sich diese Wirkungen auch bei anderen Menschen zeigten, empfand ich eine große Freude und Dankbarkeit, dieses Wissen mit anderen zu teilen. Das war auch der Grund, weshalb ich gemeinsam mit Dr. med. Alfred Lohninger (Autonom Health) mit einer ausgewählten Gruppe eine explorative Herzmeditationsstudie durchführte. Die verschiedenen Teilnehmern praktizierten einen Monat lang täglich mindestens 20 Minuten die Maitri-Herzmeditation.

Zu Beginn der Studie machten sie eine 24-Stunden-HRV-Messung und am Ende der Studie führten sie nochmals eine 24-stündige Messung durch, um zu sehen, welche Wirkungen und Veränderungen durch die regelmäßige Praxis der Herzmeditation ersichtlich werden.

Im Bereich des Gesundheitszustands gelang es einer Teilnehmerin, ihren Wert von 6,6 auf 9,0 zu verbessern, was eine unglaubliche Verbesserung des Gesundheitszustandes bedeutet. Bei Teilnehmern, die ihre Werte nicht stark verbessern konnten, zeigte sich, dass Stress durch eine Trennung, ungesunde

Lebensweise oder übermäßiger Alkoholkonsum vor der Messung die positiven Wirkungen durch die Meditation verringern. Es ist also wesentlich, positive Rahmenbedingungen zu schaffen, damit die Herzmeditation ihre optimalen Wirkungen entfalten kann.

Im Bereich Leistungspotenzial konnte die gleiche Teilnehmerin (siehe erstes Beispiel) sich von 5,1 auf 8,7 steigern, was eine enorme Leistungssteigerung ist. Diese kann zu großen Veränderungen im Leben beitragen. Insgesamt kam es bei den meisten zu einer deutlichen Verbesserung des Leistungspotenzials und nur bei einem Teilnehmer zu einer geringen Verschlechterung, wobei an der Stelle ungesunder Lebenswandel und Stress keine guten Rahmenbedingungen geschaffen haben.

Die «vegetative Resilienz» beschreibt die Fähigkeit, mit Stress und Belastungen konstruktiv umgehen zu können und trotz dem gut zu regenerieren. In diesem Bereich hat sich der Mittelwert aller Probanden um 19 Prozent verbessert. Bei einer Person ist der Wert von 3,2 auf 6,9 gestiegen, was eine deutlich verbesserte Fähigkeit zeigt, mit Stress umgehen zu können. Im Bereich Burn-out-Resistenz hat sich der Mittelwert nach vier Wochen um 18 Prozent verbessert.

Während der Maitri-Meditation kam es bei allen zu einer meist ausgeprägten Zunahme der Total Power gegenüber der totalen (Tages-)Energie.

Sehr eindrücklich kann man auf dem oberen Bild sehen, wie die Atmung und der Herzschlag bei der Maitri-Meditation in den Einklang gehen und optimale Voraussetzungen für einen kohärenten Zustand schaffen, in dem nachhaltige und positive Veränderungen möglich sind.

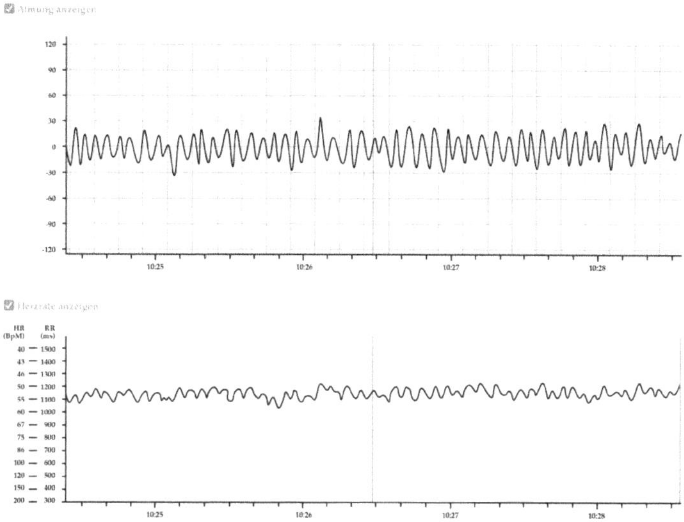

Ganz anders sieht das Bild aus bei normaler geistiger Aktivität, bei der die Atmung und der Herzschlag alles andere als im Einklang sind.

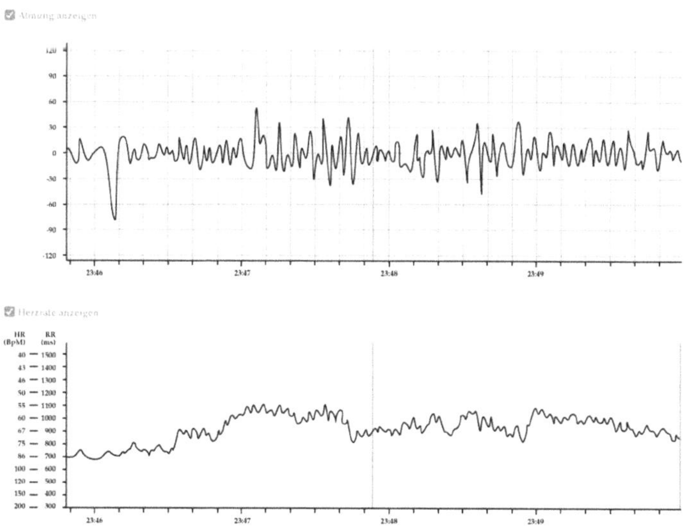

Nach vier Wochen regelmäßiger Maitri-Meditation haben sich bei den Probanden Verbesserungen des Gesundheitszustandes und der Stressverarbeitung sowie eine Erhöhung des Leistungspotenzials und der Burn-out-Resistenz gezeigt. In Einzelfällen sind diese Verbesserungen sehr deutlich und bei einigen in geringerem Ausmaß, was mit ungünstigen Rahmenbedingungen wie starkem Beziehungsstress, Krankheit und ungesunder Lebensweise zusammenhängt. Dies stellte sich durch Nachfragen bei den Probanden heraus.

Durch die Meditationsstudie mit den HRV-Messungen wurde mir bewusst, wie wichtig es ist, die Herzmeditation regelmäßig durchzuführen und in den Alltag zu integrieren. Dabei gilt es zu beachten, dass es wichtig ist, durch gesunde Ernährung, regelmäßige Bewegung, genügend Zeit für Regeneration, genug Schlaf sowie achtsamen Umgang mit sich und anderen ideale Rahmenbedingungen zu schaffen. Sind diese Rahmenbedingungen erfüllt, können die gewünschten Wirkungen durch Meditation eintreten.

Einige Teilnehmer haben durch die Regelmäßigkeit und die positiven Wirkungen, die sie durch die täglichen Meditationen erfahren konnten, damit gleich weitergemacht und sie zu einem festen Bestandteil ihres Lebens ausgebaut.

Hier nun einige Feedbacks von Teilnehmern der Herzmeditationsstudie:

«Ich habe die Maitri-Meditation von Mitte November bis Mitte Dezember 2021 tagtäglich 20 Minuten lang praktiziert.

Meditation ist nicht neu für mich. Die drei Schritte der Maitri-Meditation haben mich Schritt für Schritt immer mehr mit meiner Herzensstimme verbunden.

Heute ist Ende Februar und ich meditiere immer noch. Mein Wecker klingelt und das Meditationskissen lacht mich an. Ich freue mich auf diese Me-Time und darauf, den Tag so für mich zu starten.

Diese 20 Minuten tragen mich durch den Tag, auch wenn es mal hektisch wird. Ich erinnere mich an den Morgen und weiß, dass ich mir schon eine wertvolle Oase gegönnt habe. Das macht mich ruhig, gelassen und ich spüre Dankbarkeit im Herzen. Besser verankert in meiner Mitte, weiß ich, wann ich im Alltag «Nein» und wann ich «Ja» sage. Und mit viel Freude praktiziere ich die Maitri-Meditation mit meinen Yogis und Yoginis in meinem Yogastudio.» (www.yoga-art.ch)

«Meine Erfahrungen mit der Maitri-Herzmeditation: Mehr Präsenz. Mehr Resilienz. Mehr Gelassenheit.

Für mich ist die Maitri-Herzmeditation ein kraftvolles Instrument zur Steigerung der Präsenzfähigkeit und der mentalen Resilienz. Die tägliche Übung hat mir geholfen zu erkennen, wie ich tiefer in einem meditativen Zustand verweilen kann. Die Überprüfung meiner Fortschritte mittels HRV-Biofeedback motiviert mich noch heute, jeden Morgen rund 20 Minuten zu meditieren. Dadurch hat sich mein Erholungs- und mein Schlafverhalten merklich verbessert. Heute gelingt es mir besser denn je, in stressigen Situationen mehr Gelassenheit zu empfinden und auszustrahlen.»

Dr. Markus Müllner, Managementberater und Universitätsdozent

«Durch die Teilnahme an der Studie habe ich mich selbst verpflichtet, meine tägliche Meditationszeit von 10 auf 20 Minuten zu verlängern. Im Wissen darum, dass man durch Meditation weniger Schlaf braucht, stehe ich nun früher auf, um die nötige Zeit zu finden. Das klappt erstaunlich gut.

Ich habe die längere Meditation sehr genossen und genieße sie noch immer, d. h., ich habe sie in mein Leben integriert. Bei der ersten Phase atme ich auf 5 ein, halte 5 und atme 5 aus. Wenn ich jeweils zu Maitri wechsle, fühle ich, wie sich die Atemqualität zwischen den Handflächen und den Oberschenkeln verändert. Das Wort Maitri scheint tatsächlich eine starke Wirkung zu haben.

Die Meditation hilft mir, mehr zur Ruhe zu kommen.»

Evelyne Bucher (www.wurzelbaum-evelyne.ch)

«Ich liebe die Maitri-Meditation, sie verbindet mich sehr stark mit mir und dem Universum. Ich spüre eine starke Verbindung nach oben, durch das Aufrichten meiner Wirbelsäule, es zieht mich regelrecht nach oben.

Die Atemübung hilft mir, mich mit meinem Körper zu verbinden und im Hier und Jetzt anzukommen. Danach kann ich mich auf das Mantra «Maitri» fokussieren und meinen Geist beruhigen. Wenn ich das Mantra wieder loslasse und in die Stille eintauche, richtet sich mein Körper noch mehr auf und ich bin in einer Art schwebendem Zustand. Einfach magisch!

In meinem Alltag merke ich, dass ich gelassener bin und mehr Mitgefühl für mich habe. Ich erlaube mir, alles in Ruhe und entspannt zu erledigen, und stresse mich selbst nicht mehr so. Mein innerer Kritiker meldet sich viel weniger zu Wort. Die Menschen begegnen mir dementsprechend auch mit mehr Mitgefühl und Geduld. Das bringt mir mehr Leichtigkeit und Freude in mein Leben und ich werde definitiv die Maitri-Meditation weiter regelmäßig praktizieren.»

Silvia Jäggi (www.lotus-yoga.ch)

«Seit einigen Jahren beschäftige ich mich mit verschiedenen Aspekten der Herz- bzw. Maitri-Meditation. Ich bin sehr dankbar, diesen Weg für mich gefunden zu haben.

Sobald ich mich in der Meditation auf Maitri, die liebende Güte, fokussiere, stellt sich bei mir ganz unmittelbar das Gefühl ein, körperlich, psychisch und geistig weich zu werden. In diesem Zustand, den ich besser als «Sein» bezeichnen möchte, lösen sich Befürchtungen und Urteile auf. Auch das Gefühl, in einer bestimmten Weise funktionieren zu müssen, verschwindet.

Anstelle dessen tritt eine stille, umfassende Freude, die sich sowohl in mir als auch nach außen verströmen möchte.

Nach jeder Meditation nehme ich diese Erfahrung mit in meinen Alltag. Hier bin ich natürlich nicht frei von Herausforderungen jeder Art, auch nicht frei von Gedanken und Handlungen, die ich mir längst anders wünsche.

Aber seit ich die Meditation auf Maitri praktiziere, finde ich nach problematischen Situationen viel schneller wieder zurück zu Klarheit, Balance und Freude. Ich habe seitdem wesentlich mehr Verständnis für Menschen, die mich herausfordern, ohne deren Handeln in jedem Fall tolerieren zu müssen. Ich kann schneller verzeihen – auch mir selbst!

Danke, lieber Remo, dass du dich dieser Arbeit widmest und damit auf ganz wertvolle Weise viele Menschen unterstützt!»

Ulrike Wagner (www.yoga-dreiskau-mueckern.de)

DIE WIRKUNGEN DER VIER PHASEN DER HERZMEDITATION:

1. Die Atmung ist der Schlüssel für die Gesundheit und Kohärenz

In der ersten Phase kannst du durch die sogenannte Herzfokus-Atemtechnik eine ideale Wirkung erzielen, um günstige Rahmenbedingungen für die Meditation zu schaffen. Durch die bewusste Atemführung wird der unruhige Geist fokussierter, ruhiger und offener für die Innenschau.

Diese Atemtechnik aktiviert und harmonisiert das Nervensystem. Sowohl der Sympathikus wird sanft stimuliert, was zu erhöhter Achtsamkeit führt, als auch der Vagusnerv wird aktiviert, was die Entspannung und Beruhigung des Geistes fördert.

Überlege einen Moment, wie du atmest, wenn du gestresst bist oder dich gerade über etwas aufregst. Deine Atmung ist unmittelbar und ständig beeinflusst von dem, was sich in deinem Umfeld und dir gerade abspielt. Um eine negative emotionale Erfahrung zu machen, ist es nötig, die Atemkontrolle zu verlieren und in ein ungesundes Atemmuster zu fallen. So atmen die meisten Menschen zu hektisch und zu schnell. Das fördert Stress und Unruhe und verbraucht zudem viel unnötige Energie. Stell dir vor, wie du in der nächsten herausfordernden Lebenssituation ganz bewusst langsam und gleichmäßig ein- und ausatmest. Wenn dir das gelingt, wirst du merken, dass du mit dieser Atemtechnik bei dir bleibst, deine emotionale Balance halten kannst und somit optimal agieren wirst.

Die sanfte, gleichmäßige und rhythmische Atmung bewirkt

eine Herzkohärenz, in der Herzschlag und Atmung in Gleichklang kommen. Durch den Fokus im Brustbereich werden die elektrische Energie des Herzens und das magnetische Feld gestärkt. Zudem kommen wir durch den Fokus auf das Brustbein in die emotionale Balance, was der Wissenschaftler Dr. Alan Watkins in seinen HRV-Messungen und Studien mit vielen Menschen eindrucksvoll dokumentiert hat. Im Herzbereich ist der Sitz der positiven Gefühle und so sagen wir ja auch «Ich liebe dich mit ganzem Herzen» und nicht «mit meinem Zwerchfell».

Das Herz ist der Taktgeber, der ständig elektrische Signale aussendet. Durch die rhythmische Atmung wird die Physiologie optimiert, was die Funktionen des menschlichen Organismus wesentlich verbessert. Die rhythmische und sanfte Atmung mit dem Fokus auf dem Brustbein ist eine wirksame Praxis, um gesünder, jünger, leistungsfähiger und ausgeglichener zu sein.

Allein die erste Phase der Herzmeditation ist Gold wert und kann dir auf allen Ebenen viele positive Wirkungen schenken, wenn du sie regelmäßig praktizierst. Nach einigen Wochen wird deine Atmung auch im Alltag harmonischer sein. Zudem wird es dir häufiger gelingen, in schwierigen Situationen gelassen zu bleiben und den optimalen Umgang zu finden, indem du bewusster und entspannter atmest. Die Gewohnheit, mehr auf deine Atmung zu achten, wird deine Lebensqualität wesentlich verbessern.

2. Das Mantra fördert den meditativen Zustand und stärkt die Herzensqualität

In der zweiten Phase wiederholen wir mental ein Sanskrit- Wort, das eine sehr starke energetische Signatur und einen Klang hat, der unsere Gehirnwellen in einen anderen Zustand bringt. Durch die Wiederholung eines Mantras ist es schnell möglich, in einen Zustand zu kommen, in dem die Alphawellen aktiviert sind. Im Alphabereich sind wir stärker nach innen fokussiert und wir können in einen meditativen Zustand kommen. Das ist die Voraussetzung, um die Bedeutung des Mantras, die Herzensqualität, verinnerlichen und stärken zu können.

Es gibt mittlerweile verschiedene Studien, die belegen, dass das Wiederholen von Mantren positive Wirkungen auf das Gehirn hat. Durch die mentale Wiederholung soll der Gehirnbalken gestärkt werden, was zu einer verbesserten Synchronisation der linken und rechten Gehirnhälfte führt. Das wiederum kann die Intuition wesentlich verbessern.

ANATOMIE DES GEHIRNS

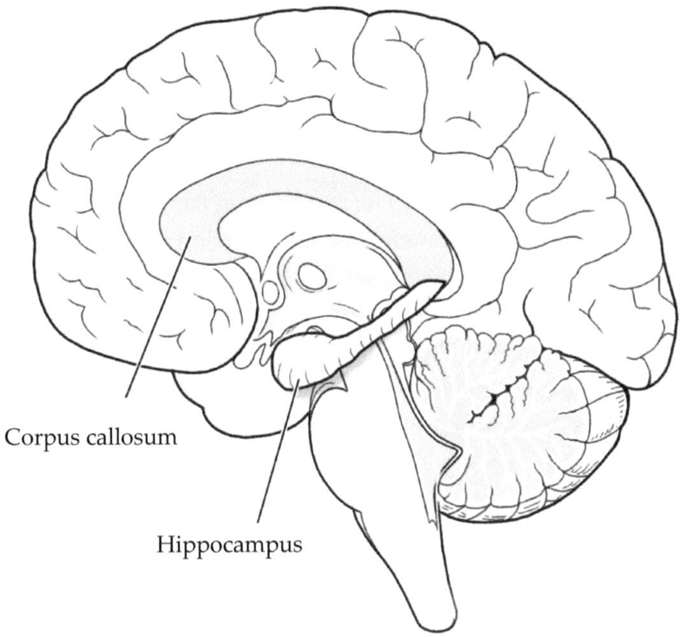

Das mentale Wiederholen eines Mantras fördert die Achtsamkeit und die Fähigkeit, über einen längeren Zeitraum konzentriert zu bleiben. Ein Mantra hilft uns, mit dem eigenen Herzen in Verbindung und Einklang zu kommen. Die Wiederholung des Mantra, wie zum Beispiel Maitri, kann sich im Gehirn abspeichern. Das Unterbewusstsein kann sich durch die Wiederholung des Mantras nachhaltig verändern. Ganz entscheidend ist es, dass du beim Wiederholen des Mantras ein positives Gefühl und den Fokus im Brustbereich hast. Die regelmäßige Kultivierung der vier Herzensqualitäten verändert deine Gefühle und dein Bewusstsein nachhaltig. Deine emotionale Intelligenz und Balance werden dadurch verstärkt, was sich auch über die Meditation hinaus in deinem Leben konkret zeigen wird. Die Wiederholung des Mantras schützt dich vor deinem unruhigen Geist. Sie hilft dir, gleichmäßig zu atmen, was deinen Vagusnerv aktiviert und dadurch die innere Ruhe verstärkt. Damit das Mantra seine optimale Wirkung zeigen kann, ist es wichtig, dass du es mit einem positiven Gefühl der Offenheit und Hingabe wiederholst. Keinesfalls solltest du ein Mantra mechanisch erneuern. Zwischen den Mantra-Wiederholungen kannst du gerne innhalten und die Stillephasen genießen. Lass das Mantra dann einfach wieder kommen und wiederhole es, ohne dich dabei anzustrengen. Wenn du beobachten kannst, dass es deinem Geist langweilig wird, das Mantra zu wiederholen, ist es wichtig, dass du nicht aufgibst und einfach weitermachst.

Nach einer gewissen Zeit und Übung wirst du feststellen, wie hilfreich das Mantra ist, um dich für die Stille vorzubereiten. Es schützt dich vor all deinen vielen Gedanken und hilft dir, mit der Herzensqualität in Resonanz zu kommen. Lass das Mantra ganz tief ins Unterbewusstsein eindringen. Somit bekommt es die Kraft, die dich nachhaltig und positiv verändert.

3. In der Stille liegt die Kraft

In der dritten Phase der Herzmeditation öffnen wir uns für den inneren Raum, das Gewahrsein und die Stille. Gedanken, Gefühle und Erfahrungen kommen und gehen im offenen Raum des Gewahrseins, der immer gleich bleibt. Meist sind wir sehr stark mit diesen Gedanken und Gefühlen beschäftigt und identifiziert, was die Wahrnehmung der inneren Stille und unserer wahren Natur schwierig macht. Durch die ersten zwei Phasen der Meditationstechnik sind wir gut vorbereitet, einfach mal entspannt und ohne Erwartungen zu sein und zu lauschen. In dieser speziellen Form der Achtsamkeit braucht es kein Objekt wie die Atmung oder das Mantra. Ja, nicht einmal ein Beobachter (Subjekt) ist hier nötig. Einfach sein, in einer offenen und losgelösten Form, ist eine Kunst, die wir durch die Herzmeditation lernen können. In dem Raum der Stille ist es möglich, in ein intensives Gefühl des Verbundenseins einzutauchen. Dieser Raum der Stille hilft uns, die Essenz in uns mehr zu spüren. Gleichzeitig sind wir weniger mit unserer Identität als Person und dem Alltagsgeschehen identifiziert. Die Herzmeditation und die Stillephase sind eine Einladung, unsere wahre Natur kennenzulernen. Inzwischen beschäftigt sich auch die Hirnforschung damit, wie wichtig Momente der Ruhe für ein gesundes Gehirn sind. So erklärt der Hirnforscher Dr. Joshua Grant vom Max-Planck-Institut für Neurowissenschaften, dass bereits nachgewiesen wurde, dass Meditation die Herzfrequenz stabilisiert. Dabei ist es noch unklar, welchen Anteil die Stille daran hat.

Fest steht, dass Dauerlärm das Stresshormon Cortisol ansteigen lässt. Immer mehr Menschen haben das Bedürfnis nach Stille, was sich auch im wachsenden Angebot von Meditationskursen zeigt. In der Wissenschaft über das Thema Stille gibt es immer mehr Anzeichen dafür, dass bewusste Stille den Stress reduzieren, das Gehirn und Herz regenerieren, die Kreativität steigern, vor Depressionen schützen und für innere Zufriedenheit sorgen kann. Die Ruhe und die Stille zu finden, ist für die meisten Menschen sehr schwierig. Die Herzmeditation ist eine sehr hilfreiche Methode, die Stille wieder zu finden und zu genießen. Einfach zu sein, ist eben nicht so einfach, wie wir alle wissen. Der Geist ist von Natur aus unruhig und sucht ständig eine neue Ablenkung, womit er sich beschäftigen kann.

Die sozialen Medien tragen dazu bei, dass viele Menschen

eine große Menge an Informationen erhalten, die sie gar nicht mehr verarbeiten können. Der hyperaktive Geist ist sehr stressvoll und raubt uns viele Energien. Die Kunst des Gewahrseins zu üben, lohnt sich für uns alle. Die größte Kraft und Erkenntnis offenbart sich uns in der Stille, wie schon viele Meister erkannt und in Worten ausgedrückt haben.

«Der Weg zu allem Großen geht durch die Stille.»

Friedrich Nietzsche

4. Transformation und Integration in den Alltag

Die letzte Phase der Herzmeditation entscheidet darüber, ob die positiven Wirkungen in den Alltag übertragen werden können und eine nachhaltige Veränderung und Transformation überhaupt möglich sind. Positives Denken und Affirmationen können sehr wirkungsvoll sein, und zugleich funktionieren sie bei vielen Menschen nicht wirklich. Durch die neuronalen Verknüpfungen in unserem Gehirn werden unsere Gedanken, Gefühle und Handlungen geprägt. Alte Denkmuster, Glaubenssätze und Verhaltensweisen zu verändern, ist nur möglich, wenn wir unsere Neuroplastizität durch eine permanente Stimulation der Verzweigungen umprogrammieren. Damit eine positive Veränderung in uns abgespeichert wird, ist es nötig, es dem Körper zunächst schrittweise beizubringen. Indem man die Hände auf das Brustbein legt (Herzmudra), bewusst nachspürt und ebenfalls bewusst visualisiert, wie sich dieser Zustand auch im Leben manifestieren kann, lernen wir im Körper und Gehirn, die Herzensqualität wie zum Beispiel liebevolles Sein zu verankern. Erst wenn wir die Liebe wirklich im Herzen spüren und im Geist sehen können, ist eine nachhaltige Veränderung möglich.

Deshalb ist es so wichtig, regelmäßig zu meditieren und die Gesundheit unseres Gehirns und des Herzens zu optimieren. Dadurch können wir die Ausschüttung der Neurotransmitter und die Herzkohärenz verstärken, was die Voraussetzungen schafft für Heilung, Integration und Transformation.

Die Neuronen vernetzen sich neu, im limbischen System geschieht eine Veränderung, die eine intensive, höhere Emotion bewirkt. Erst wenn es uns wirklich tief im Herzen berührt und unser Geist sich für das Unbekannte öffnet, sind wir bereit für das Neue, für das, was sich in uns und außerhalb entfalten möchte. Mit diesem tiefen Gefühl der Offenheit und des Vertrauens in unsere innere Kraft gehen wir aus der Meditationspraxis heraus und sind bereit für das Leben.

DIE ANLEITUNGEN FÜR DIE HERZMEDITATIONEN

Die ideale Zeit für deine Meditationspraxis im Alltag

Bevor wir zu den praktischen Anleitungen der Herzmeditationen kommen, ist es wichtig zu klären, wann für dich die ideale Zeit ist zu meditieren. Aus meiner langjährigen Erfahrung (und der Erfahrung alter Yogis) ist es gleich nach dem Aufstehen am wirkungsvollsten zu meditieren. Morgens ist es noch ruhig und du hast noch wenig Reize, die du verarbeiten musst. Sehr hilfreich ist es, wenn du vor der Meditation dein Smartphone und deine Mailbox nicht anschaust, damit dich solche Informationen während deiner Meditation nicht ablenken und beschäftigen. Mach es dir zur Gewohnheit, gleich nach dem Aufstehen etwas zu trinken und dann zu meditieren. Nach einiger Zeit wird es dir leichter fallen, regelmäßig am Morgen zu meditieren, weil dich alsbald die Macht der Gewohnheit rufen wird. Die Herzmeditation am Morgen zu machen, schafft tolle Voraussetzungen für den weiteren Verlauf des Tages.

Die Meditation am Morgen zu machen, hilft dir auch, deine positive Stimmung, Gefühle, Gedanken und mehr Energie in den Tag mitzunehmen. Zudem wirst du andere Menschen mit deiner positiven und herzlichen Ausstrahlung inspirieren.

Falls es dir nicht möglich ist, am frühen Morgen zu meditieren, wäre es auch in der Mittagspause vor dem Essen möglich. Am Abend, nach der Arbeit ist die Herzmeditation eine gute Möglichkeit, sich vom Tag zu erholen und zu entspannen. Das stellt eine gute Vorbereitung für einen gesunden und tiefen Schlaf dar. Du hast also verschiedene Zeitfenster, die sich gut eignen für eine regelmäßige Meditation.

Finde heraus, was für dich am besten passt, und sei in Ausnahmefällen flexibel für eine andere Tageszeit. Wichtig ist vor allem deine regelmäßige Meditationspraxis.

Die Entscheidung für eine regelmäßige Meditationspraxis

Die einzige Entscheidung, die zu diesem Zeitpunkt noch vor dir liegt, ist folgende: Möchtest du regelmäßig meditieren? Bist du bereit, einen neuen Alltagsbaustein zu deinem Leben hinzuzufügen, um mehr ins Gleichgewicht und in deine innere Ruhe zu kommen? Die Ausrede, dass du zu wenig Zeit hast, ist eigentlich nicht haltbar, da ein Tag ganze 24 Stunden hat. Wenn selbst so beschäftigte Menschen wir Oprah Winfrey täglich Zeit finden, um zu meditieren, sollte es dir auch möglich sein, dir Zeit für dich und deine Meditation zu nehmen. Sich täglich zu verabreden für ein Rendezvous mit sich selbst, ist ein wunderbares Ritual. Nachdem du in diesem Buch bereits erfahren hast, wie viele wundervolle Wirkungen dir die Herzmeditationen bringen können, wäre jetzt ein guter Moment, dich für eine regelmäßige Meditationspraxis zu entscheiden. Hier ein paar Fragen, die dir helfen können, dich in deiner Entscheidung zu unterstützen:

Was ist deine Motivation und was erhoffst du dir von der Technik der Herzmeditation?

- Bist du bereit, jeden Tag 20 Minuten Zeit zu investieren, um gesünder, entspannter und energievoller durchs Leben zu gehen?
- Was würde sich in deinem Leben verändern, wenn du die Herzensqualität«Liebe» stärken würdest und für dich und andere mehr Liebe empfinden könntest?
- Welche Auswirkungen hätte es in deinem Alltag, wenn du noch mehr Freude und Gelassenheit hättest?
- Wie wäre dein Leben, wenn du dir täglich Zeit nehmen

würdest für die Meditation und dadurch deine Regeneration und Leistungsfähigkeit optimiert würden?

- Wie wäre es, wenn du weniger Stress und mehr Spaß im Leben erfahren würdest?
- Wie würdest du leben, wenn du weniger Kopfmensch wärst und mehr zum Herzmensch würdest, der dem Ruf seines Herzens folgt?
- Wie wäre dein Leben, wenn du noch mehr mit der innersten Kraft verbunden wärst?

Vorbereitungen und Tipps für den Einstieg in die Herzmeditation

Schaffe dir deinen Meditationsplatz

Es ist sehr hilfreich, wenn du dir einen geeigneten Ort für die Meditation suchst, an dem du dich wohlfühlst und wenig Ablenkung hast. Ein meditatives Bild, ein Symbol wie eine Statue oder andere Gegenstände wie zum Beispiel ein Kraftstein schaffen ideale Voraussetzungen für eine meditative Atmosphäre.

Wichtig ist es auch, ein bequemes Sitzkissen oder einen Stuhl für die optimale Sitzhaltung vorzubereiten. Mache es dir bequem und prüfe, ob die Raumtemperatur angenehm ist. Schalte dein Smartphone aus.

Finde eine stabile und angenehme Sitzhaltung

Für die meisten Menschen ist sehr unangenehm und anstrengend, auf dem Boden mit einem Sitzkissen zu meditieren. Wenn dir die Sitzhaltung schwerfällt und eine zu hohe Spannung im Körper hervorruft, ist es auch für den Geist schwierig, sich zu entspannen. Es ist deshalb ratsam, verschiedene Sitzvarianten wie auf einem hohen Kissen oder Stuhl auszuprobieren, um die optimale Haltung zu finden.

Idealerweise sollte der Körper in der Meditationshaltung kraftvoll und gleichzeitig entspannt sein. Wesentlich ist die Aufrichtung in der Wirbelsäule, damit deine Atmung und

Lebensenergie optimal fließen können. Dabei ist es hilfreich, wenn du dich mit den beiden Sitzhöckern gut auf der Sitzunterlage verankerst und den unteren und oberen Rücken nach oben in die Länge aufrichtest. Der Nacken sollte lang sein, was möglich ist, wenn du den hinteren Teil des Kopfs ein wenig nach hinten und oben bewegst. Achte darauf, dass du während der gesamten Meditation in dieser bewussten, aufrechten und würdevollen Haltung bleibst, ohne dich dabei zu verkrampfen. Die innere Haltung der Aufrichtigkeit und Würde einzunehmen, ist sehr hilfreich, um im Körper entspannt zu bleiben. Lasse deine Schultern bewusst nach hinten, unten außen sinken und weite deinen Brustkorb. Indem du dein Brustbein ein wenig nach vorne und oben schiebst, schaffst du dir Weite im Brustraum. Wenn du irgendwo Spannungen im Körper spürst, nimm diesen Zustand wahr, ohne dich davon ablenken zu lassen, oder dich damit zu beschäftigen. Je mehr Widerstand du gegen unangenehme Empfindungen, Gedanken und Gefühle hast, desto stärker werden sie und lenken dich von deiner Praxis ab. In der Herzmeditation beginnen Körper und Geist schon in der ersten Phase der bewussten Atmung, sich zu entspannen, was den Einstieg in die Meditation gerade für Anfänger sehr vereinfachen kann.

Umgang mit typischen Hindernissen während der Meditation

Wie im Leben begegnen wir auch in der Meditation verschiedenen Hindernissen, mit denen wir lernen können umzugehen. Sobald sich im Körper oder in den Gedanken unangenehme Empfindungen bemerkbar machen, haben wir die Tendenz, mit Abneigung und Widerstand zu reagieren. In diesen Momenten können wir lernen, dass es jetzt so sein darf, wie es gerade ist.

Das Verlangen nach dem sofortigen Ende des unangenehmen Gefühls bewusst sein zu lassen und lernen anzunehmen, was sich jetzt gerade zeigt. Gelassen und geduldig zu sein, fällt uns schon im Alltag schwer, weshalb die Meditation ein tolles Übungsfeld darstellt, um fokussiert und geduldig zu werden. Durch die Techniken der Atmung und des Mantras kannst du in der Herzmeditation schnell wieder zurückkehren zur Praxis. Diese beiden Techniken helfen dir, dich in der Beschäftigung mit Körperempfindungen und Gedanken nicht zu verlieren. Die Atemtechnik und das Mantra schützen uns vor Ablenkung und helfen uns, achtsam und zeitgleich ruhiger zu werden. Die Unruhe des Geistes, der ständig neue Gedanken hervorbringt, die Gefühle, die uns gerade beschäftigen, sind Gründe, weshalb es vielen Menschen schwerfällt, schlichtweg ruhig zu sitzen und mit sich zu sein. Gedanken und Gefühle dürfen kommen und wieder gehen. Das bewusste Atmen und die mentale Mantra-Wiederholung sind sehr hilfreich, um in einen entspannten und wachen Zustand der Präsenz zu gelangen. Sie helfen auch, die nötige Energie aufzubauen, um nicht träge und müde zu werden. Das stellt oft ein Hindernis in der Meditation dar. Der innere Kritiker und Zweifler meldet sich auch in der Meditation gerne mit sabotierenden Gedanken, wie zum Beispiel: «Meditation ist nichts für mich», «Das bringt nichts» oder «Jetzt würde ich doch besser etwas anderes tun». In der letzten Phase der Herzmeditation, im Gewahrsein der Stille, können wir einfach lernen, solche Gedanken sein zu lassen und ihnen gleichmütig und gelassen zu begegnen. Je mehr es uns gelingt, in die innere Stille einzutauchen, desto weniger werden wir uns mit diesen Gedanken und Gefühlen beschäftigen und identifizieren.

Wie häufig und wie lange sollte ich meditieren?

Für Anfänger der Meditation ist es empfehlenswert, mit einer kürzeren Meditationszeit zu beginnen. In der Herzmeditation empfehle ich dir für die ersten drei Phasen je sechs Minuten und für die letzte Phase der Integration zwei Minuten. Also insgesamt 20 Minuten, damit die Wirkung auch effektiv ist. Natürlich kannst du die Zeit auch verkürzen, indem du zum Beispiel die ersten drei Phasen je drei Minuten ausführst und für die letzte lediglich eine Minute einplanst.

Selbst nur zehn Minuten Herzmeditation können sehr wirksam sein, wie viele Menschen bereits erfahren haben und es sich auch in den HRV-Messungen bestätigen lässt. Du kannst das ganz nach deinem eigenen Gefühl machen mit der Zeiteinteilung, die für dich für die verschiedenen Phasen gut funktioniert. Du kannst dir auch einen Wecker stellen mit der gewünschten Zeitdauer der Meditation.

Nach ein paar Tagen Meditationspraxis wird sich dein Zeitgefühl für die verschiedenen Phasen verbessern und du wirst intuitiv spüren, wenn du zur nächsten Phase wechseln möchtest. Für Menschen, die bereits schon längere Erfahrungen mit Meditation haben, empfehle ich eine Zeitdauer von mindestens 30 Minuten, um noch effektivere und tiefergehende Wirkungen zu erfahren.

Die Regelmäßigkeit der Praxis ist ein wichtiger Faktor, wie stark die positiven Wirkungen und wie nachhaltig sich die Veränderungen entfalten können. Von Herzen würde ich allen empfehlen, die Meditationen täglich durchzuführen. Das ist vor allem zu Beginn schwierig. Mit der Zeit wird deine Meditation zur Gewohnheit, die du nicht mehr missen möchtest, weil du spüren kannst, wie positiv sich diese intensive und ruhige Phase in deinem Leben zeigt. Was sich in der Praxis sehr bewährt hat, ist der Vier-Wochen-Basiskurs, in dem du jede Woche eine der vier Herzmeditationen praktizierst und die jeweilige Herzensqualität während der sieben Tage in deinem Alltag bewusst kultivierst und sie entfaltest.

Durch diesen vierwöchigen Basiskurs wirst du erfahren, mit welcher Herzensqualität du am stärksten verbunden bist und welche Qualität noch am meisten Potenzial hat. Deshalb findest du nach jeder Herzmeditation eine Grafik, auf der du mit Bleistift eintragen kannst, wie du dich in dieser Qualität einstufst. Viele Menschen staunen, wie sich diese Werte schon nach einer einzigen Meditation verändern können. Vor und nach den vier

Wochen sind die Werte bei den meisten sehr unterschiedlich, was die nachhaltige, positive Veränderung sichtbar macht und sehr motivierend ist, an der Meditation dranzubleiben. Gemäß der Erfahrung vieler Menschen werden uns in diesem vierwöchigen Prozess sowohl unsere Stärken als auch unsere Schwächen bewusst. Es lohnt sich, bei den Themen, die uns schwerer fallen, genauer hinzuschauen und mit den Reflexionsfragen noch bewusster zu erkennen, wie wir mit diesen Themenfeldern umgehen können. Für die meisten Menschen ist es eine sehr berührende und lebensverändernde Erfahrung, zu erkennen, mit welcher Herzensqualität sie am einfachsten und am kraftvollsten meditieren können. So habe ich beispielsweise ein Jahr lang die Mudita/Mitfreude-Herzmeditation praktiziert. Dabei wurde mir bewusst, dass mich der Fokus auf Freude mit anderen und die Begeisterung unglaublich inspiriert und erfüllt haben und nebenbei viel Energie bringen, die sich dann im Leben auf vielfältige Weise zeigt. Natürlich kannst du dich auch täglich bewusst entscheiden, welche Herzensqualität du in der Meditation und im Alltag entfalten möchtest. Viele Menschen haben mich gefragt, wie lange es braucht, bis die Herzmeditation zur Gewohnheit wird. Mittlerweile gibt es viele Persönlichkeitstrainer und Selbsthilfe-Gurus, die behaupten, dass es nur 21 Tage braucht, um eine Gewohnheit zu verändern. Dabei beziehen sich viele auf Maxwell Maltz, der als plastischer Chirurg beobachten konnte, dass Menschen bei verschiedenen Operationen immer mindestens 21 Tage benötigten, um sich an die neue Situation zu gewöhnen.

In seinem Buch «Psycho-Cybernetics» kombinierte er diese Theorie mit anderen Themen. Das Buch wurde über 30 Millionen Mal verkauft. Diese Theorie der Veränderung basiert leider nicht auf wissenschaftlichen Studien. Natürlich hört sich das gut an, wenn es nur 21 Tage oder eine andere magische Zahl wie 28 Tage benötigt, um eine Gewohnheit zu verändern. Bei meinen eigenen Recherchen, wie lange es wirklich dauert, bis wir eine Gewohnheit verändern, bin ich auf die Studie des «European Journal of Social Psychology»[(14)] gestoßen. In dieser Studie wurden 96 Personen über einen Zeitraum von zwölf Wochen untersucht, inwieweit sie eine gewählte Gewohnheit täglich durchführen können.

Nach zwölf Wochen wurde weiterhin untersucht, wie lange es dauert, bis die Gewohnheit automatisch abläuft. Es dauerte im Durchschnitt ca. 66 Tage, wobei das Ergebnis hinsichtlich dieser Auswertungen sehr unterschiedlich ausfiel. Bei einigen Probanden war es bereits nach 18 Tagen automatisch integriert, bei anderen erst nach 254 Tagen. Es ist also sehr unterschiedlich und hängt von vielen Faktoren ab, wie lange es braucht, um eine Gewohnheit zu verändern. Aus diesen Gründen möchte ich in diesem Buch keinesfalls behaupten, dass du nach 28 Tagen täglicher Meditation ganz einfach automatisch meditieren wirst. Die Erfahrung mit den Teilnehmern der Maitri-Herzmeditationsstudie hat gezeigt, dass es den meisten Menschen nach 28 Tagen einfacher fällt, bei ihrer regelmäßigen Meditationspraxis zu bleiben. Was wir alle wissen und selbst erfahren haben, ist die Gewissheit, dass die regelmäßige Wiederholung hilft, eine neue Gewohnheit zu erlernen. Unser Gehirn prägt sich Wiederholungen ein und lernt dadurch. Nach 28 Tagen regelmäßiger Meditationspraxis wirst du viele positive Wirkungen spüren, was dich wiederum dazu motivieren kann, weiter daran und damit zu arbeiten. Mit der Zeit wird die Meditation wie das Zähneputzen: ein tägliches Ritual, das automatisch geschieht, ohne dass du dich großartig dazu überwinden musst. Ein Tag ohne Meditation ist für mich heute kaum vorstellbar, weil mir etwas fehlen würde.

Entscheide dich, regelmäßig zu üben und Schritt für Schritt die Gewohnheit der täglichen Praxis zu entwickeln. Nimm es locker, wenn du mal einen Tag aussetzt, aber achte darauf, dass du am nächsten Tag wieder mit der Meditation beginnst. Auf jeden Fall wirst du spüren, dass ein Tag, der mit einer Herzmeditation beginnt, dich wunderbar auf alles vorbereitet. Wenn du anderen Menschen davon berichtest, dass du jetzt regelmäßig meditierst, aktivierst du damit deine Selbstverantwortung und Selbstdisziplin.

In der Hirnforschung konnten die Autoren der Studie Hölzel und ihre Kollegen zeigen, dass bereits nach acht Wochen Training mit täglich 45 Minuten Übungsdauer eine signifikante Verdichtung der grauen Substanz im Hippocampus zu beobachten ist – eine Struktur, die umgekehrt bei Dauerstress durch einen hohen Cortisolspiegel im Blut geschädigt werden kann. Auf jeden Fall hat die vierwöchige Meditationsstudie mit den HRV- Messungen eindrücklich bestätigt, dass bereits nach vier Wochen viele positive Wirkungen eintreten können.

DIE PRAXIS DER VIER HERZMEDITATIONEN

1. Maitri/liebevolle Güte-Herzmeditation

Komme in eine aufrechte, stabile und entspannte Sitzhaltung.

Phase 1:
Mache die Atemtechnik mit Fokus aufs Brustbein:
Fokus: drei Sekunden einatmen, drei Sekunden Atem halten, drei Sekunden ausatmen

Bei gesundheitlichen Beschwerden den Atem bitte nicht anhalten und sanft drei Sekunden ein- und drei Sekunden ausatmen.

Dauer: sechs Minuten bei 20 Minuten Meditation

Phase 2:
Wiederhole das Sanskrit-Mantra «Maitri» oder «liebevolle Güte» mit dem Fokus auf das Brustbein.

Dauer: sechs Minuten bei 20 Minuten Meditation

Phase 3:
Gewahrsein der Stille

Dauer: sechs Minuten bei 20 Minuten Meditation

Phase 4:
Lege beide Hände auf das Brustbein und frage dich: «Wie fühle ich mich, wenn ich mit Maitri verbunden bin, und wie kann es sich in meinem Leben konkret zeigen?»

Dauer: zwei Minuten bei 20 Minuten Meditation

Am Schluss:
Nimm ein paar Atemzüge und öffne langsam deine Augen.

Nach der Maitri-Herzmeditation nimm dir noch kurz Zeit und lese den Text der Tagesaufgabe durch. Wähle ein bis zwei Übungen aus, die du heute machen möchtest. Durch diese Praxis kannst du deine Herzensqualitäten «liebevolle Güte» und «Herzlichkeit» entfalten und ins Leben integrieren, was dir nachhaltige und positive Veränderungen ermöglichen wird.

Tagesaufgaben und Integration ins Leben:

- Heute achte ich auf die bewusste Wahrnehmung meiner Gedanken und Gefühle.
- Heute achte ich darauf, mit mir und anderen liebevoll umzugehen.
- Heute übe ich, mit mir und anderen tolerant(er) zu sein.
- Heute schätze ich meine eigenen Stärken und wertschätze auch die Stärken von anderen Menschen, denen ich begegne.
- Heute nehme ich mir ein paar Minuten Zeit für die Stille und lausche einfach, ohne ein Ziel zu haben.

Wenn du dir am Abend nochmals kurz Zeit nimmst zu reflektieren, wie es dir ergangen ist mit den Tagesaufgaben, erhältst du wertvolle Erkenntnisse über dich. Du kannst am Abend jeweils den Herzensqualitätstest machen, indem du mit Bleistift zu den verschiedenen Themen in den Kreisen von 1 bis 10 einen Eintrag machst. Nach einer Woche Praxis der Herzmeditation werden sich deine Werte bestimmt verändern.

MAITRI

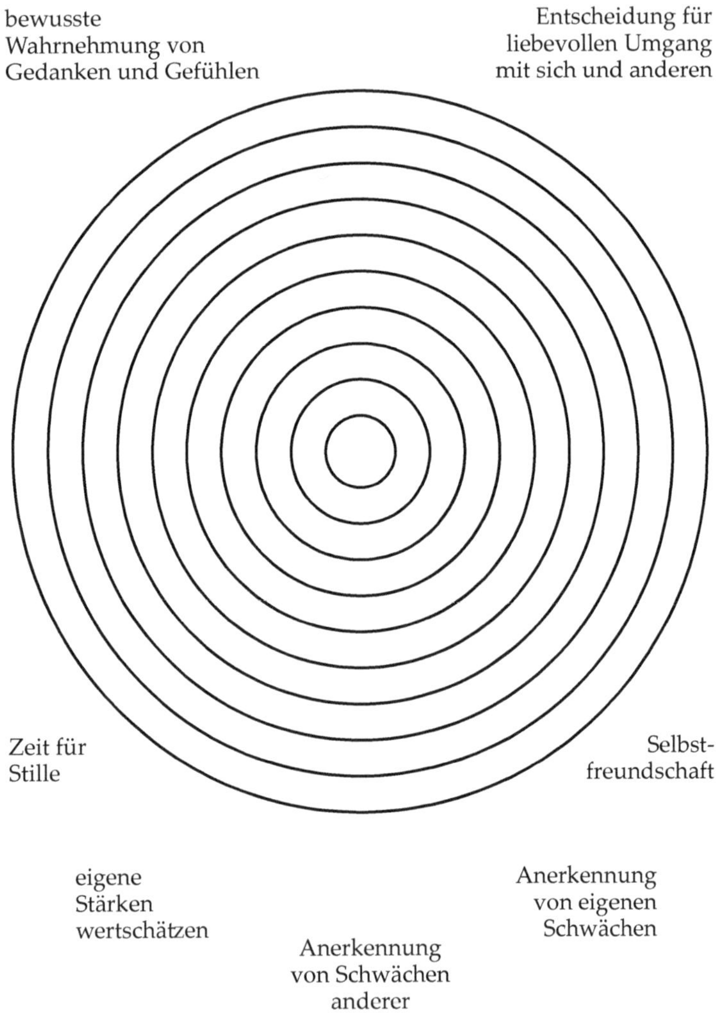
bewusste Wahrnehmung von Gedanken und Gefühlen
Entscheidung für liebevollen Umgang mit sich und anderen
Zeit für Stille
Selbst-freundschaft
eigene Stärken wertschätzen
Anerkennung von eigenen Schwächen
Anerkennung von Schwächen anderer

2. Karuna/Mitgefühl-Herzmeditation

Komme in eine aufrechte, stabile und entspannte Sitzhaltung.

Phase 1:
Mache die Atemtechnik mit Fokus auf das Brustbein:
Fokus: drei Sekunden ein, drei Sekunden Atem anhalten, drei Sekunden aus

Bei gesundheitlichen Beschwerden den Atem nicht anhalten und sanft drei Sekunden ein- und drei Sekunden ausatmen.

Dauer: sechs Minuten bei 20 Minuten Meditation

Phase 2:
Wiederhole das Sanskrit-Mantra «Karuna» oder «Mitgefühl» mit dem Fokus auf das Brustbein.

Dauer: sechs Minuten bei 20 Minuten Meditation

Phase 3:
Gewahrsein der Stille

Dauer: sechs Minuten bei 20 Minuten Meditation

Phase 4:
Lege beide Hände auf das Brustbein und frage dich: «Wie fühle ich mich, wenn ich mit Karuna verbunden bin, und wie kann es sich in meinem Leben konkret zeigen?».

Dauer: zwei Minuten bei 20 Minuten Meditation

Am Schluss:
Nimm ein paar Atemzüge und öffne langsam deine Augen.

Nach der Karuna-Herzmeditation nimm dir noch kurz Zeit und lies den Text der Tagesaufgaben durch. Wähle ein bis zwei der Übungen aus, die du heute machen möchtest.

Durch diese Praxis kannst du deine Herzensqualität «Mitgefühl» für dich und andere ins Leben integrieren, was dir nachhaltige und positive Veränderungen ermöglichen wird.

Tagesaufgaben und Integration ins Leben:

- Heute nehme ich leidvolle Gedanken und Gefühle von mir und anderen bewusst wahr.
- Heute übe ich, mir und anderen verständnisvoll zu begegnen.
- Heute stärke ich das Bedürfnis, mir und anderen zu helfen, Leidvolles zu verringern.
- Heute reflektiere ich, ob es etwas gibt, das ich mir schwer verzeihen kann und und worunter ich noch immer leide.
- Heute übe ich, jemandem zu verzeihen, der mich in der Vergangenheit verletzt oder beleidigt hat.
- Heute übe ich, mir und anderen Menschen mit viel Empathie zu begegnen.

Schau am Abend nochmals auf deine Tagesaufgaben und reflektiere über deine Erfahrungen und Erkenntnisse, die du heute gemacht hast. Du kannst am Abend jeweils den Herzensqualitätstest machen, indem du mit Bleistift zu den verschiedenen Themen von 1 bis 10 einen Eintrag machst. Nach einer Woche Meditationspraxis werden sich die Werte bestimmt verändern.

KARUNA

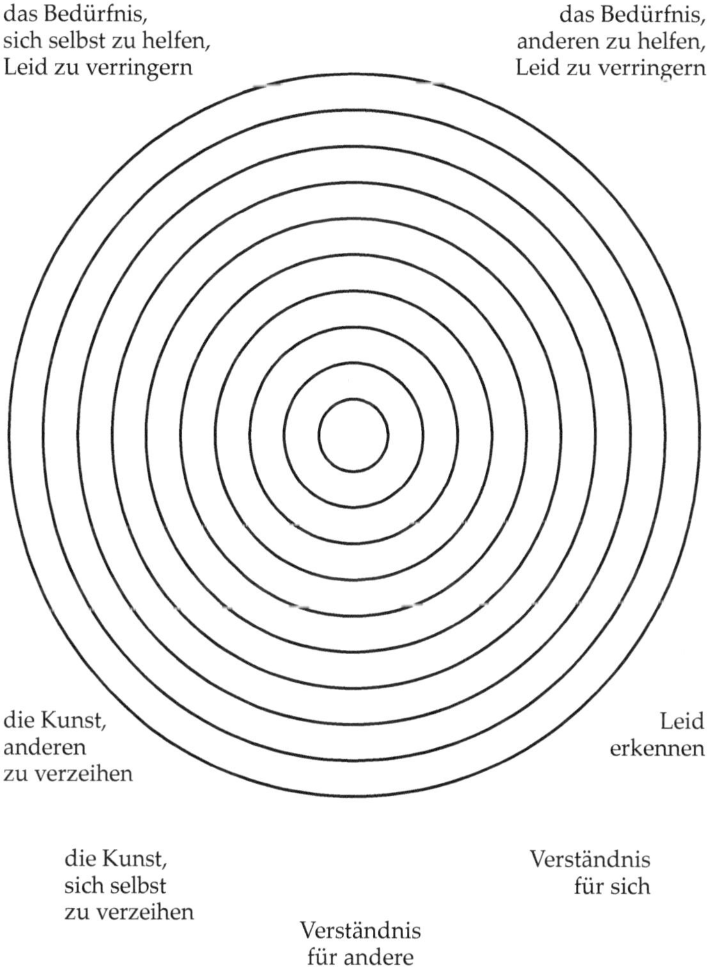
das Bedürfnis, sich selbst zu helfen, Leid zu verringern
das Bedürfnis, anderen zu helfen, Leid zu verringern
die Kunst, anderen zu verzeihen
Leid erkennen
die Kunst, sich selbst zu verzeihen
Verständnis für sich
Verständnis für andere

3. Mudita/Mitfreude-Herzmeditation

Komme in eine aufrechte, stabile und entspannte Sitzhaltung.

Phase 1:
Mache die Atemtechnik mit Fokus auf das Brustbein:
Fokus: drei Sekunden ein, drei Sekunden Atem anhalten, drei Sekunden aus.

Bei gesundheitlichen Beschwerden den Atem nicht anhalten und sanft drei Sekunden ein- und drei Sekunden ausatmen.

Dauer: sechs Minuten bei 20 Minuten Meditation

Phase 2:
Wiederhole das Sanskrit-Mantra «Mudita» oder «Mitfreude» mit dem Fokus auf das Brustbein.

Dauer: sechs Minuten bei 20 Minuten Meditation

Phase 3:
Gewahrsein der Stille

Dauer: sechs Minuten bei 20 Minuten Meditation

Phase 4:
Lege beide Hände auf das Brustbein und frage dich: «Wie fühle ich mich, wenn ich mit Mudita verbunden bin, und wie kann es sich in meinem Leben konkret zeigen?»

Dauer: zwei Minuten bei 20 Minuten Meditation

Am Schluss:
Nimm ein paar Atemzüge und öffne langsam deine Augen.

Nach der Mudita-Herzmeditation nimm dir noch kurz Zeit, lies den Text der Tagesaufgaben durch und wähle ein oder zwei der Übungen aus, die du heute machen möchtest.

Durch diese Praxis kannst du deine Herzensqualitäten «Mitfreude» und «Begeisterung» ins Leben integrieren, was dir nachhaltige und positive Veränderungen ermöglicht.

Tagesaufgaben und Integration ins Leben:

- Heute freue ich mich bewusst mit anderen Menschen.
- Heute übe ich, mein Selbstwertgefühl zu stärken.
- Heute schenke ich mir und anderen ganz bewusst Wertschätzung.
- Heute wünsche ich mir und anderen viel Erfüllung und Erfolg.
- Heute übe ich mich in Lebensfreude und inspiriere andere damit.
- Heute achte ich darauf, gemeinsam mit anderen Freude zu erleben.

Schaue am Abend nochmals auf deine Tagesaufgaben und reflektiere über deine Erfahrungen und Erkenntnisse, die du heute gemacht hast. Du kannst am Abend jeweils den Herzensqualitätstest machen, indem du mit Bleistift zu den verschiedenen Themen in den Kreisen von 1 bis 10 einen Eintrag machst. Nach einer Woche Meditationspraxis zu einem Thema werden sich die Werte bestimmt verändern.

MUDITA

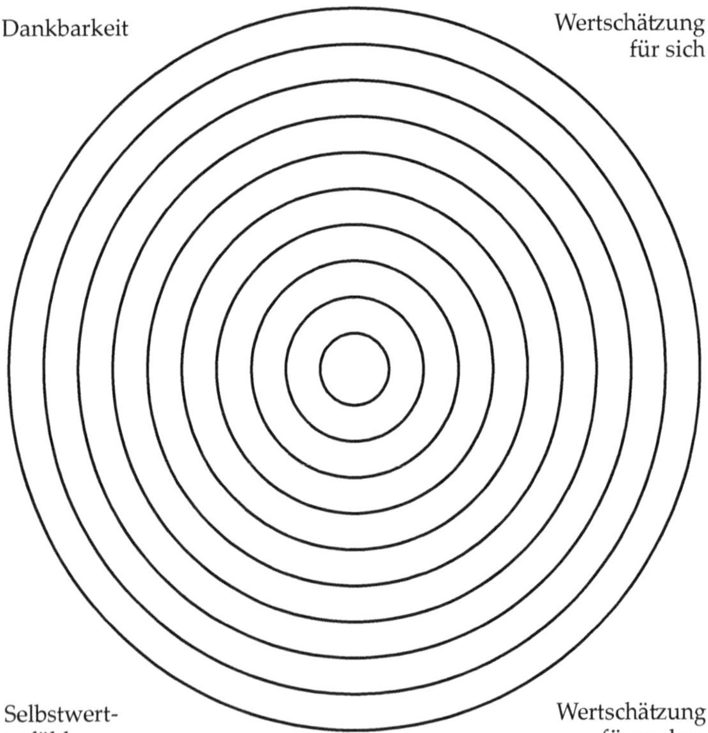
gemeinsam Freude erleben und teilen
Freude wahrnehmen
Dankbarkeit
Wertschätzung für sich
Selbstwertgefühl
Wertschätzung für andere
das Bedürfnis, anderen Glück und Erfolg zu wünschen
das Bedürfnis, sich Glück und Erfolg zu wünschen

4. Upeksha/Gelassenheits-Herzmeditation

Komme in eine aufrechte, stabile und entspannte Sitzhaltung.

Phase 1:
Mache die Atemtechnik mit Fokus auf das Brustbein:
Fokus: drei Sekunden ein, drei Sekunden Atem anhalten, drei Sekunden aus

Bei gesundheitlichen Beschwerden den Atem nicht anhalten und sanft drei Sekunden ein- und drei Sekunden ausatmen.

Dauer: sechs Minuten bei 20 Minuten Meditation

Phase 2:
Wiederhole das Sanskrit-Mantra «Upeksha» oder «Gelassenheit» mit dem Fokus auf das Brustbein.

Dauer: sechs Minuten bei 20 Minuten Meditation

Phase 3:
Gewahrsein der Stille

Dauer: sechs Minuten bei 20 Minuten Meditation

Phase 4:
Lege beide Hände auf das Brustbein und frage dich: «Wie fühle ich mich, wenn ich mit Gelassenheit verbunden bin, und wie kann es sich in meinem Leben konkret zeigen?»

Dauer: zwei Minuten bei 20 Minuten Meditation

Am Schluss:
Nimm ein paar Atemzüge und öffne langsam deine Augen.

Nach der Upeksha-Herzmeditation nimm dir noch kurz Zeit, lies den Text der Tagesaufgaben durch und wähle ein oder zwei der Übungen aus, die du heute machen möchtest. Durch diese Praxis kannst du deine Herzensqualitäten «Gleichmut» und «Gelassenheit» ins Leben integrieren, was dir nachhaltige und positive Veränderungen ermöglichen kann.

Tagesaufgaben und Integration ins Leben:

- Heute übe ich, ganz entspannt zu sein.
- Heute versuche ich, Dinge und Situationen so zu akzeptieren, wie sie sind.
- Heute übe ich, in angespannten Situationen in meiner Mitte zu bleiben.
- Heute übe ich, mir und anderen gegenüber geduldig(er) zu sein.
- Heute übe ich, mir und anderen gegenüber gelassen zu sein.

Schaue am Abend nochmals auf deine Tagesaufgaben und reflektiere über deine Erfahrungen und Erkenntnisse, die du heute gemacht hast. Du kannst am Abend jeweils den Herzensqualitätstest machen, indem du mit Bleistift zu den verschiedenen Themen in den Kreisen von 1 bis 10 einen Eintrag machst. Nach einer Woche Meditationspraxis zu einem Thema werden sich die Werte bestimmt verändern.

UPEKSHA

Geduld und
Gelassenheit

entspannte
Präsenz

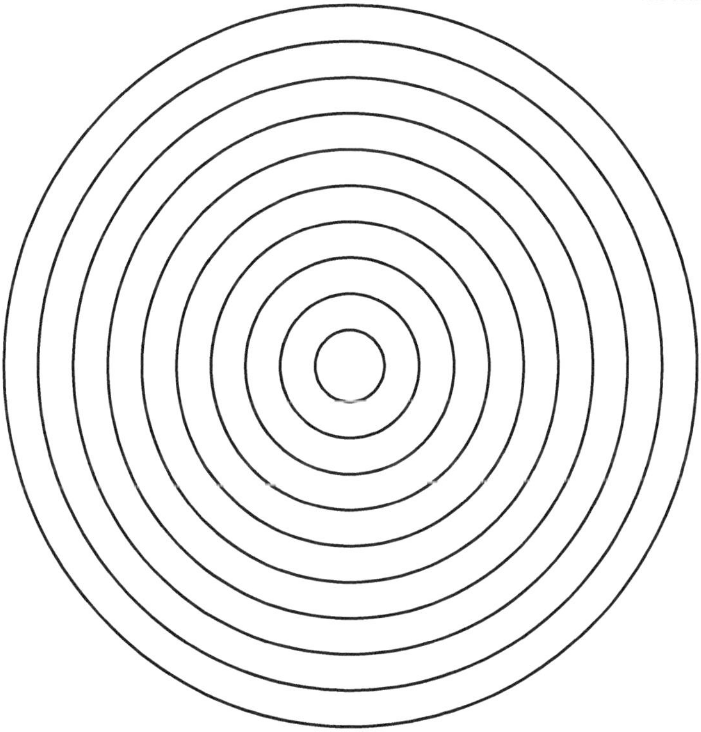

innere Stärke,
in der Mitte
zu bleiben

Akzeptanz
von dem, was ist

Nach vier Wochen täglicher Praxis der Herzmeditation kannst du innehalten und dir Zeit nehmen, um folgende Reflexionsfragen schriftlich zu beantworten:

- Welche Erfahrungen hast du während der Meditationen gemacht?
- Was bewirkt die Atemtechnik während der Meditation (bei dir)?
- Was bewirkt das Sanskrit-Mantra auf der körperlichen und geistigen Ebene?
- Wie erlebst du die dritte Phase der Meditation, in der es um das Gewahrsein der Stille geht?
- Welche Gefühle und Emotionen hast du bei der Integrationsübung?
- Wie fühlst du dich unmittelbar nach der Meditation?
- Konntest du eine Tagesaufgabe üben, und welche Erfahrungen hast du dabei gemacht?
- Gab es in den letzten vier Wochen Situationen, in denen du eine deiner vier Herzensqualitäten bewusster wahrgenommen hast?
- Hast du den Eindruck, dass sich eine der vier Herzensqualitäten verstärkt hat?
- Gibt es eine Herzensqualität, die dich besonders anspricht und mit der du leichter meditieren kannst?
- Gibt es eine Herzensqualität, die dich weniger anspricht und dir schwerer fällt in der Meditation?
- Hast du Veränderungen in deiner Beziehung mit dir und anderen Menschen beobachtet?
- Wie hast du dein Energielevel in den letzten vier Wochen wahrgenommen?

- Konntest du wahrnehmen, ob sich deine Schlafqualität verändert hat?
- Wie hast du dich in stressigen und herausfordernden Situationen wahrgenommen?
- Welche Erkenntnisse sind dir durch die täglichen Herzmeditationen bewusst geworden?

Diese Reflexionsfragen können dir helfen, die Wirkungen und Veränderungen bewusster wahrzunehmen und deine Motivation für die Meditation zu verstärken. Was sehr interessant und aufschlussreich sein kann, ist, dein Umfeld zu fragen, ob ihnen in letzter Zeit etwas an dir aufgefallen ist und wie sie dich und deine Stimmungen wahrgenommen haben. Du kannst ihnen erzählen, dass du regelmäßig meditierst und damit deine Herzensqualitäten trainierst.

DIE WIRKSAMSTE MEDITATIONSTECHNIK FÜR SICH FINDEN

In den letzten 30 Jahren habe ich sehr viele verschiedene Meditationstechniken kennengelernt und über einen längeren Zeitraum praktiziert. Seit ein paar Jahren kann ich deutlicher wahrnehmen, welche Techniken mich tief im Herzen berühren und mich gleichzeitig auch in meiner persönlichen und spirituellen Entwicklung am meisten weiterbringen. Die Herzmeditationen berühren mich am tiefsten und wirken auf den verschiedensten Ebenen am effektivsten. Sie helfen mir, mit meinem Herzen verbunden zu sein, darauf zu hören und zu vertrauen und auch aus meinem Herzen heraus zu handeln. Die regelmäßige Praxis der Meditationen unterstützt mich in der Entfaltung der vier Herzensqualitäten und hat mir sehr geholfen, noch mehr Herzmensch zu sein. Dafür bin ich sehr dankbar. Gleichzeitig hat mich das motiviert, meinem inneren Ruf zu folgen und diese Meditationstechnik mit vielen Menschen zu teilen. Beim Schreiben dieses Buches fühle ich eine große (Vor-)Freude und Erfüllung, all diese Erfahrungen und das Wissen mit anderen teilen zu können. Wahrscheinlich hast du auch schon verschiedene Erfahrungen gemacht und dich gefragt, welche Meditationstechnik für dich am stimmigsten und wirkungsvollsten ist. In verschiedenen Artikeln habe ich gelesen, dass sehr viele Menschen Meditation schon einmal ausprobiert haben, aber nur ca. 20 Prozent der Menschen regelmäßig meditieren. Das hat verschiedene Gründe: die fehlende Klarheit über die eigene Absicht, Motivation und das

Nichtwissen, welche Technik die effektivste ist. Es gibt einige Kriterien, die mir und vielen anderen geholfen haben herauszufinden, welche Meditationstechnik für mich die effektivste ist.

Folgende vier Punkte können sehr hilfreich sein, selbst zu erkennen, welches für dich die passende und wirksamste Meditationstechnik ist:

1. Finde eine klare Absicht, warum du meditierst

Nimm dir Zeit und reflektiere darüber, was deine Motivation und deine Ziele sind, die du mit einer Meditation verbindest. Deine Absicht, dein«Warum» zu klären, ist sehr hilfreich, um die für dich passende Meditationstechnik zu finden.

2. Sei offen und probiere verschiedene Meditationstechniken aus

Wenn du offen bist, verschiedene Meditationstechniken kennenzulernen, und auch bereit bist, sie mal längere Zeit zu praktizieren, wirst du erfahren, wie unterschiedlich die Techniken wirken können. Ohne die vielfältigen Erfahrungen, die ich durch die unterschiedlichen Meditationen machen konnte, wäre es nicht möglich gewesen, die Technik der Herzmeditation zu entwickeln. Sie beruht auf der Tradition des Yoga, meinen langjährigen Meditationserfahrungen und der ständigen Weiterentwicklung durch die Praxis, den HRV-Messungen und den Erfahrungen mit den Teilnehmern in den Yoga- und Meditationskursen.

3. Reflexion und Überprüfung der Wirkungen

Mit Reflexionsfragen zu den Wirkungen der Meditation ist es möglich, klarer zu erkennen, wie sich die einzelnen Techniken auf den verschiedenen Ebenen bemerkbar machen. Durch die verschiedenen Tests zu den vier Herzensqualitäten siehst du bildlich genau, auf welcher Stufe du dich gerade befindest. Mit diesen einfachen Tests und Grafiken in diesem Buch kannst du feststellen, ob sich deine Herzensqualitäten durch deine Meditationen weiter entfalten können.

Dabei ist es auch sehr hilfreich zu überprüfen, wie nachhaltig die Wirkungen der Meditation im Alltag sind und welche positiven Veränderungen sich jeweils gezeigt haben. Ich und die Teilnehmer der Studie haben durch die HRV-Messungen sehr genaue Resultate über die Wirkungen der Herzmeditationen erhalten, was durchaus inspirierend und motivierend ist, die Meditationen regelmäßig fortzuführen. Konkret hat zum Beispiel ein männlicher Teilnehmer der Studie sehr betroffen reagiert, als er erfuhr, dass sein biologisches Alter größer war als sein eigentliches Alter und seine Schlafqualität bei der HRV-Messung schlechte Werte anzeigte. Nach anfänglich leichtem Schock nahm er die Resultate zum Anlass, noch mehr auf seinen Lebenswandel und die Schlafenszeit zu achten. Gleichzeitig beschloss er, die Herzmeditation regelmäßiger zu praktizieren. Nach einigen Wochen hatten sich sowohl das biologische Alter gesenkt als auch die Schlafwerte und das Energielevel enorm verbessert, was ich sehr erfreulich finde.

Anderseits gab es auch einen männlichen Teilnehmer, der seine schlechten Werte in der HRV-Messung einfach herunterspielte mit der Aussage, dass es normal sei, wenn man sich gerade in einer Stressphase befinde. Die Werte könnten aus diesem Grund natürlich nicht so gut sein. Überhaupt sei er sich nicht sicher, ob diese HRV-Messungen wirklich fundiert und aussagekräftig seien. Anhand dieser zwei Beispiele zeigt sich deutlich, wie unterschiedlich Menschen auf messbare Überprüfungen reagieren.

4. Die bewusste Entscheidung, regelmäßig zu meditieren

Wenn du dir klar darüber bist, welche Wirkungen Meditationen bei dir entfalten können und welche Technik für dich am effektivsten ist, wird es dir leichter fallen, die Entscheidung zu treffen, regelmäßig zu meditieren. Denn nur durch die regelmäßige Praxis wird es dir möglich sein, die tieferen und nachhaltigen Wirkungen der Meditation zu erfahren.

Die Entfaltung der vier Herzensqualitäten ist ein Prozess, der sich schrittweise in deiner für dich passenden Geschwindigkeit entwickeln kann.

Dabei wirst du beobachten, wie alte Muster dich hindern oder sogar wieder einen Schritt zurückwerfen, was Teil deiner Entwicklung ist. Gerade dann gilt es, dranzubleiben und geduldig weiter zu üben. Viele Menschen hören an diesem Punkt auf, dann, wenn es eigentlich beginnen würde. Mit der Zeit und der regelmäßigen Übung wird es dir leichter fallen, dich mit deiner Atmung zu fokussieren, mit dem Mantra in einen meditativen Zustand zu kommen, mit der Stille ins Gewahrsein zu gelangen und am Schluss die tieferen Gefühle aus dem Herzen wahrzunehmen, welche eine nachhaltige Veränderung ermöglichen.

DIE INTEGRATION DER VIER HERZENSQUALITÄTEN IM ALLTAG

Durch die Meditationspraxis können wir die vier Herzensqualitäten erwecken und schrittweise im täglichen Leben integrieren. In diesem Teil des Buches geht es um die konkrete Umsetzung der vier Qualitäten und deine Transformation im täglichen Leben.

Maitri, die Praxis der liebevollen Güte

Wenn es dir des Öfteren gelingt, im Alltag deine Gedanken und Gefühle bewusster wahrzunehmen, hast du die Möglichkeit, innezuhalten und dich zu fragen, ob dein aktueller Gedanke deine liebevolle Güte stärkt oder schwächt. Das gibt dir die Möglichkeit, sabotierende Gedanken wie zum Beispiel «Ich bin nicht gut genug» sofort zu erkennen und bewusst umzuleiten. Wenn du diesen Gedanken ersetzt durch «Ich bin gut (genug)», wirst du liebevoller und entspannter mit dir selbst umgehen. Wenn du beobachten kannst, dass deine Freundschaft mit dir selbst wächst und du dir gedanklich und gefühlsmäßig liebevoller begegnest, weißt du, dass du in der Praxis der liebevollen Güte Fortschritte machst. Einigen wird es vielleicht leichter fallen, zuerst mit anderen liebevoller und toleranter umzugehen.

Nimm einfach wahr, was deine Freundschaft mit dir und anderen stärkt. Freundlichkeit und Herzlichkeit sind zwei Ausdrucksformen von Maitri, die Balsam sind für deine Seele.

Du kannst erfahren, wie deine Herzlichkeit viele Menschen berührt und inspiriert, was eine ganz andere Qualität der Verbindung schafft. Wenn sich zwei Menschen im Herzen begegnen, ist ein tiefer, ehrlicher Austausch möglich, der beide Seiten erfüllen kann.

Wie nimmst du deine Toleranz dir selbst gegenüber wahr? Gibt es Momente, in denen du feststellen kannst, dass du mit dir und anderen toleranter umgehst? Wie fühlt es sich an, wenn du dir mehr Nachsicht und Güte schenkst? Im Leben gibt es täglich viele Situationen, in denen wir üben können, mit anderen Menschen toleranter umzugehen. Es kann sehr erleichternd und energiesparend sein, sich nicht mehr so häufig über andere zu beschweren und sie zu bewerten, was schlussendlich immer auch auf uns selbst zurückfällt. Nimm dir immer wieder vor, in schwierigen Momenten und mit herausfordernden Menschen den Toleranzmuskel zu trainieren und nimm es dir nicht übel, wenn es mal nicht wunschgemäß klappt.

Toleranz und Akzeptanz sind zwei kraftvolle Schlüssel für mehr Liebe und Güte mit sich und anderen. Anhand der Toleranz kannst du also erkennen, ob sich deine erste Herzensqualität weiterentwickelt hat.

In der Freundschaft mit uns selbst dürfen wir lernen, unsere Schwächen und Schattenseiten anzunehmen. Wir müssen sie weder verdrängen noch überspielen oder auf andere Menschen projizieren, was wir so häufig unbewusst tun. Ja, wir dürfen uns und anderen Menschen eingestehen, dass wir alles andere als vollkommen sind. Was natürlich nicht bedeutet, dass wir diesen Schwächen einfach ausgeliefert sind und sie nicht verändern können. Gerade das Annehmen der eigenen Schwächen kann ein erster wichtiger und richtiger Schritt zur positiven Veränderung sein.

Wenn du bemerkst, dass du auch den vermeintlichen Schwächen anderer Menschen toleranter begegnen kannst, wird das deine Beziehungen wesentlich vereinfachen.

Wir alle kennen dieses Gefühl, sich aufgrund der eigenen Schwächen schlecht zu fühlen und sich selbst Vorwürfe zu machen. Wie bei einem guten Freund können wir lernen, uns selbst zu verzeihen und uns Verständnis zu schenken für unser Verhalten. Vergangenes können wir ohnehin nicht rückgängig machen, aber wir können durch Bewusstsein für diese Tatsachen die Zukunft verändern. Wenn sich die liebevolle Güte in dir entfaltet, wirst du merken, dass du deine eigenen Stärken mehr sehen und wertschätzen kannst. Das bringt dir sehr viel Selbstwertgefühl und natürliches Selbstvertrauen. Die Stärken bei anderen Menschen mehr wertzuschätzen, wird deine Beziehungen enorm verbessern. Schließlich ist es eines der wesentlichen Grundbedürfnisse des Menschen, wahrgenommen und wertgeschätzt zu werden. Wie fühlst du dich, wenn du von deinem Gegenüber wirklich gesehen und wertgeschätzt wirst? Wie fühlst du dich, wenn du einem anderen Menschen deine Anerkennung und Wertschätzung gibst? Diese Form der Maitri-Praxis bringt sehr viel Energie und wirkt sich positiv auf deinen persönlichen und gemeinsamen Erfolg mit anderen Menschen aus. Seit ich meine eigenen Stärken bewusster wertschätze und auch andere Menschen in ihren Stärken mehr Anerkennung gebe, habe ich viel mehr herzliche und freundschaftliche Beziehungen. Je mehr du dich im Alltag für einen liebevollen Umgang mit dir und anderen entscheiden kannst, desto mehr wird sich die erste Herzensqualität weiterentwickeln und dein Leben positiv bereichern. Da Liebe grenzenlos ist, haben wir alle noch viel Potenzial in der Entfaltung und Praxis der Liebe, Freundlichkeit und Herzlichkeit.

Folgende Affirmationen können uns im täglichen Leben dabei unterstützen, noch häufiger Maitri zu praktizieren und die liebende Güte weiterzuentwickeln:

- Ich bin liebevoll mit mir und anderen Menschen.
- Ich schenke mir jeden Tag Zeit für Meditation und Stille.

- Ich pflege meine Freundschaft mit mir und anderen.
- Ich übe mich in Toleranz mir und anderen gegenüber.
- Ich erkenne meine und die Schwächen von anderen Menschen an.
- Ich schätze meine Stärken und die anderer.
- Ich entscheide mich für einen herzlichen und freundlichen Umgang mit mir und anderen.

Karuna, die Praxis des Mitgefühls

Es ist nicht einfach, die unangenehmen, schmerzlichen Gefühle des Lebens zuzulassen und wahrzunehmen. Sehr häufig verdrängen wir diese leidvollen Gefühle und geben ihnen keinen Raum.

So lautet die erste der vier edlen Wahrheiten von Buddha: Das Leben ist leidvoll und schmerzhaft. Wir alle werden im Leben mit schwierigen Ereignissen wie Geburt, Trennungsschmerzen, Krankheit und Tod konfrontiert, die mit Angst und Sorgen verbunden sind.

Mit den Herzmeditationen üben wir, das Mitgefühl mit uns selbst und anderen Menschen zu verstärken. Voraussetzung dafür ist die Offenheit, diese unangenehmen Gefühle zuzulassen und den Mut aufzubringen, sie zu fühlen und dem Schmerz zu begegnen. Oftmals fällt es uns leichter, mit anderen Menschen mitzufühlen, und deshalb ist es auch wichtig zu lernen, mit sich selbst mitzufühlen. Aus diesem Grund ist es sehr hilfreich, mit der liebevollen Güte bei uns selbst zu beginnen, damit wir uns auch um andere Menschen kümmern können. Wenn du im täglichen Leben beobachten kannst, dass du deinen schmerzvollen Gefühlen offener und mutiger begegnest, ist das ein Anzeichen dafür, dass sich dein mitfühlendes Herz durch die Praxis von Karuna weiterentwickelt hat. Wie nimmst du deine Empathiefähigkeit und dein Einfühlungsvermögen wahr? Hast du das Gefühl, dass es dir des Öfteren gelingt, mit anderen Menschen mitzufühlen? Bist du mutiger geworden im Umgang mit den Gefühlen und Schmerzen anderer? Gelingt es dir besser, mit dir und anderen mitzufühlen und dabei nicht ins Mitleid zu verfallen, was ein großer Unterschied ist? Schaffst du es, besser mitzufühlen und gleichzeitig in deiner Mitte zu bleiben?

Wenn du merkst, dass dein Verständnis für das Leid und den Schmerz vorhanden ist und du echte Anteilnahme spürst, entfaltet sich Karuna. Dein Mitgefühl für dich und andere kann viel Trost und Kraft spenden, was in solchen Momenten sehr wertvoll ist.

In schmerzvollen Situationen geht es nicht darum, sofort einen Ratschlag oder eine Lösung zu erhalten. Viel wichtiger ist die liebevolle und mitfühlende Gegenwart eines anderen Menschen.

Wenn dein Verständnis für dich und andere wächst, weißt du, dass sich dein Karuna entfaltet. Um dein Mitgefühl noch weiterzuentwickeln, ist es wichtig, sich mit den eigenen destruktiven, boshaften Verhaltensweisen und Denkmustern auseinanderzusetzen. Dieser Vorgang erfordert natürlich viel Mut und die Bereitschaft, sich ehrlich mit sich zu beschäftigen. Wenn es uns öfter gelingt, erst einmal vor der eigenen Tür zu kehren, tun wir uns und anderen einen großen Gefallen.

Merkst du, wie dein Wunsch und die Sehnsucht wächst, deine eigenen leidvollen Themen aufzuarbeiten und aufzulösen? Kannst du spüren, dass du mehr bereit bist, auch anderen Menschen zu helfen, ihr Leid zu verringern und aufzulösen? Halte einfach mal einen Moment inne und reflektiere, welchem Menschen du helfen könntest, sein Leid zu verringern. Bestimmt kommt dir jemand in den Sinn und jetzt braucht es nur noch wenig, bevor du ins Handeln kommst und dein Mitgefühl in Taten umsetzt. Es gibt doch nichts Erfüllenderes, als anderen Menschen in Not zu helfen.

Als ich vor einigen Tagen in einer Kinderbetreuungsstätte für elternlosen Kindern auf Besuch war, hat es mich tief im Herzen berührt, als ich sah, wie sich die Kinder über die mitgebrachten Spielsachen und das Schulmaterial gefreut haben. Nicht immer ist es möglich, direkt zu helfen, und manchmal können wir einfach nur mitfühlen wie bei einer schweren Krankheit. Es macht wenig Sinn, wenn wir das Gefühl haben, wir müssten jemandem seine Krankheit und die leidvollen Schmerzen abnehmen. In solchen Fällen ist es notwendig, klar zu sehen und zu erkennen, dass wir dem anderen lediglich mitfühlende Wünsche und positive Gedanken senden können. Es ist wichtig, sich mit dem Mitgefühl für andere nicht zu überfordern und die eigene Belastbarkeitsgrenze zu respektieren.

Wir sollten auch achtsam sein, nicht ins Mitleid zu verfallen und uns zu stark mit den eigenen Schmerzen oder jenen eines anderen zu identifizieren, wie das oft ganz unbewusst geschieht. Insbesondere, wenn Leid uns sehr tief berührt, sollten wir achtsam sein, ob da nicht eigene schwierige oder sogar traumatische Erfahrungen getriggert werden. Um das Mitgefühl zu verstärken, können wir lernen, uns selbst und anderen mehr zu verzeihen, was eigentlich nur möglich ist, wenn wir wirklich mit dem Herzen mitfühlen können. Das Leben schenkt dir viele Gelegenheiten, dir zu verzeihen für Dinge, die du heute anders machen würdest. Die Einsicht und das Verständnis, dass du es in der Vergangenheit nicht geschafft hast, kann dir helfen, dich von Schuldgefühlen zu befreien und echte Reue zu empfinden, was sehr heilsam sein kann. Wenn du anderen Menschen ehrlich mitteilst, dass es dir leidtut und du dich für dein Verhalten entschuldigst, kann ihnen das helfen, dir zu verzeihen. Wobei wir nicht erwarten können, dass die andere Person unsere Entschuldigung annehmen kann. Manchmal braucht es schlichtweg Zeit, damit solche Verletzungen wieder heilen können und jemand bereit ist, dir dein Fehlverhalten zu verzeihen. Bestimmt hast du auch schon erfahren, wie schwierig es für verletzte Menschen sein kann, anderen zu verzeihen und deren Entschuldigung anzunehmen.

Wenn du wahrnehmen kannst, dass deine Fähigkeit, dir und anderen gegenüber zu verzeihen, stärker wird, ist dein Mitgefühl bestimmt gewachsen. Das kann alten Stress und Unverarbeitetes in dir auflösen, was sich in mehr Wohlbefinden und einem Gefühl von innerem Frieden äußern wird. Auf jeden Fall lohnt es sich, im täglichen Leben zu üben, sich und anderen Menschen mit mehr Verständnis und Mitgefühl zu begegnen. Mitfühlende Gedanken und Worte können viel Schmerz und Anspannung lösen und zu einem glücklicheren Leben beitragen.

Folgende Affirmationen können dir helfen, deine Fähigkeit des Mitfühlens im Alltag zu stärken:

- Ich bin offen, leidvolle Gedanken und Gefühle bei mir und anderen wahrzunehmen.
- Ich übe, mir selbst und anderen verständnisvoll und mitfühlend zu begegnen.
- Ich bin bereit, mich auch mit meinen Schattenseiten auszusöhnen.
- Ich bin offen, mir und anderen Menschen in leidvollen Situationen zu helfen.
- Ich bin bereit zu lernen, mir und anderen Menschen zu verzeihen.
- Ich bin bereit, mein mitfühlendes Herz mit mir und anderen zu teilen.

Mudita, die Praxis der Mitfreude

Wann hast du dich zum letzten Mal so richtig gefreut? In einer Welt, in der wir häufig mit unseren Problemen und Sorgen beschäftigt sind, bleibt manchmal wenig Raum zur Freude und zur Mitfreude mit anderen Menschen. Eigentlich ist das Leben eine Einladung, die Freude in uns zu spüren und täglich zu erfahren. Tief in unserem Herzen ist Freude, und es liegt an uns, sie bewusst wahrzunehmen und ihr Ausdruck zu verleihen. Bei diesem Thema können wir sehr viel lernen von kleinen Kindern, die es täglich schaffen, sich mit der inneren Freude zu verbinden und sie mit uns zu teilen. In der Traditionellen Chinesischen Medizin (TCM) wird gesagt, dass wir jeden Tag, an dem wir das innere Feuer der Begeisterung nicht spüren können, viel Lebensenergie verbrauchen. Wenn es uns täglich gelingt, das innere Feuer und die Begeisterung zu spüren, stärkt das unsere Energie und die Erfüllung auf unglaubliche Weise. Durch die Praxis der Herzmeditationen ist mir klar geworden, dass Mudita/Freude mich am stärksten unterstützt, erfüllt und mir dabei hilft, erfolgreich zu sein in dem, was ich tue. Es ist diese innere Freude, die mir immer viel Energie und großen Enthusiasmus schenkt. Wenn wir wirklich für etwas im Herzen brennen, werden unglaublich viele Kräfte und Fähigkeiten in uns aktiviert. Mittlerweile ist es erwiesen, dass Freude Dopamin (das Antriebshormon) und Serotonin (das Wohlfühlhormon) aktiviert. Deine Freude und Begeisterung wirken ansteckend auf dein Umfeld. Wie ich im Buch bereits geschrieben habe, ist es für uns schwierig, die freudvollen Erfahrungen zu verinnerlichen. So vergeht Freude meist sehr schnell wieder, während leidvolle Erlebnisse oft in Erinnerung bleiben.

Deshalb ist es umso wichtiger zu lernen, die Freude in uns selbst wahrzunehmen und ihr Raum und Ausdruck zu verleihen. Dabei geht es darum, zu entdecken, dass die Freude bereits in uns ist und wir sie jederzeit aktivieren können. Es gibt unzählige Gründe, Dinge und Situationen, die dazu führen, dass wir Freude spüren könnten. Das Leben bietet uns permanent an, sich über so selbstverständliche Dinge wie Gesundheit, Essen oder die Natur zu freuen. Wenn es dir öfter gelingt, freudvoll zu sein, ist das ein Anzeichen dafür, dass sich deine Herzensqualität Mudita immer mehr im Leben zeigt. Die eigene Wertschätzung mit positiven und freudvollen Gedanken zu stärken, ist sehr hilfreich, um die Lebensfreude zu optimieren. Wenn wir mit uns selbst zufrieden sind, fällt es uns auch leichter, andere Menschen mit ihren Qualitäten wertzuschätzen. Gelingt es dir schon häufiger, andere Menschen positiv wahrzunehmen und ihnen deine Wertschätzung zu zeigen? Mudita bedeutet auch die Mitfreude mit anderen Menschen, sich über die Fähigkeiten und den Erfolg von anderen zu freuen, statt sich zu vergleichen oder sogar neidisch zu sein. Es gibt einem so viel, anderen Menschen Glück und Erfolg zu wünschen und sie darin zu unterstützen. Den anderen Menschen viel Freude und Erfolg zu wünschen, tut also auch uns selbst gut. Die gemeinsame Freude und das Feiern der Erfolge schaffen eine tiefe Herzensverbindung mit anderen. Wann hast du dich das letzte Mal so richtig gefreut über einen Erfolg oder eine Fähigkeit eines anderen Menschen? Wie fühlst du dich, wenn du dich über den Erfolg eines anderen aus vollem Herzen mitfreuen kannst? Wie nimmst du dein Bedürfnis wahr, andere in ihrem Glück und Erfolg zu unterstützen? Die Mitfreude hilft uns, aus dem weit verbreiteten Konkurrenzdenken, der Eifersucht und dem damit verbundenen Egoismus auszusteigen. Vom «Ich» zum «Wir» können wir durch Kooperationen und die Zusammenarbeit mit anderen gemeinsam gelangen und in diesem «Wir» Erfüllung und Erfolg erfahren.

Je mehr du die Herzensqualität der Mitfreude lebst, desto mehr wirst du Menschen anziehen, die gemeinsam mit dir wachsen möchten und denen dein Erfolg wichtig ist. Dieses Gefühl, sich in der Zusammenarbeit zu unterstützen und gegenseitig zu ergänzen, ist sehr erfüllend und schafft wundervolle Voraussetzungen, um gemeinsam erfolgreich zu sein. Es ist wohl kein Zufall, dass ich beim Schreiben dieses Buches den Remote Verlag kennenlernen durfte, bei dem ich gleich das Gefühl des gemeinsamen Erfolges spüren konnte. Es erfüllt mich mit großer Freude, dass ich mit solchen Menschen gemeinsam dieses Buch und die Herzmeditationen zu vielen Lesern bringen kann. Die Praxis der Herzmeditationen kann dir helfen, dieses Gefühl der Mitfreude in dir zu wecken. Sie kann dich auch inspirieren, dankbar zu sein für die vielen Geschenke und Erfolge, die das Leben dir offeriert. Damit es dir im täglichen Leben immer häufiger gelingt, Freude und Mitfreude zu erfahren, können die folgenden Affirmationen dich unterstützen:

- Ich bin voller Freude und Begeisterung.
- Ich schätze mich so, wie ich bin.
- Ich zeige meine Wertschätzung für andere.
- Ich freue mich über den Erfolg von anderen.
- Ich unterstütze andere Menschen dabei, erfolgreich zu sein.
- Ich bin dankbar für die Geschenke des Lebens.
- Ich bin offen für Kooperationen.
- Ich feiere meine Erfolge und die von anderen Menschen.

Upeksha, die Praxis der Gelassenheit

Die vierte Herzensqualität wird im Sanskrit und im Yoga «Upeksha» genannt, was als «Gelassenheit», «nicht beachten», «aufgeben von/frei sein von Widerstand», «innere Ruhe» und «Gleichmut» übersetzt wird. Im Buddhismus wird es «Upeka» (Pali) genannt und gilt als einer der «vier himmlischen Verweilzustände» («Brahmaviharas»). Gelassenheit ist, bei sich zu sein und den Moment so anzunehmen, wie er ist. Das fällt vielen Menschen sehr schwer und deshalb ist es notwendig, regelmäßig zu üben, um (noch) mehr Gelassenheit im Leben zu entwickeln. Die innere Haltung des Einverstandenseins mit uns, den anderen und der unmittelbaren Situation bedingt eine große Offenheit und geistige Flexibilität, die wir durch die Meditation wunderbar trainieren können. Da lernen wir, Unruhe, unangenehme Körperempfindungen, Gefühle und sabotierenden Gedanken mit einer offenen und bejahenden Haltung zu begegnen. Sie dürfen kommen und wieder gehen. Wenn es uns gelingt, gelassen zu bleiben, fällt es leichter, sie wieder los- und ruhen zu lassen. Ohne im Widerstand, der Angst oder in der Erwartung zu sein, lernen wir, den Moment ganz bewusst mit einem «Ja» anzunehmen. Es ist, wie es ist. Wir bleiben in unserer Mitte und lassen uns nicht von äußeren Situationen oder starken Gefühlen beeinflussen. Dadurch wird es möglich, die fixierten Erwartungen, den Anspruch auf Perfektion und die Tendenz, alles zu bewerten, loszulassen. Einfach sein und sich zu entspannen, hilft uns ganz präsent zu sein und uns von der Vergangenheit und der Zukunft zu lösen. Es beruhigt uns und schafft Vertrauen, sich fürs Neue zu öffnen. Wie kannst du erkennen, ob es dir schon leichter fällt, im Leben gelassen zu sein? Hast du in letzter Zeit beobachtet, wie es dir gelungen ist, in einer schwierigen Situation entspannt bei dir zu bleiben und deinen Körper dabei zu spüren?

Erinnere dich in solchen Situationen, deinen Fokus aufs Brustbein und deine Atmung zu richten. Mache es dir zur Gewohnheit, in unangenehmen Situationen, in denen du die Tendenz der negativen Bewertung spürst, besonders achtsam zu sein und offen zu bleiben. Dabei kann es sehr hilfreich sein, dir bewusst zu machen, dass es jetzt so ist und du dein «Ja» dazu gibst. Wenn dir das schwerfällt, kannst du versuchen, es zu akzeptieren, so gut wie es dir eben möglich ist. Jedes Mal, wenn es dir gelingt, die Dinge so zu akzeptieren und anzunehmen, wie sie sind, wird sich deine Fähigkeit zur Gelassenheit weiterentwickeln. Damit verringert sich dein Widerstand und es entsteht Raum fürs Loslassen. Denn eines ist gewiss: Alles, was kommt, wird auch wieder gehen. Damit Veränderungen möglich sind, braucht es viel Geduld und Offenheit von uns. Gelassenheit bedeutet nicht, dass wir allem gegenüber gleichgültig sind und es einfach so hinnehmen sollten. Es ist wichtig, mit klarem Geist hinzuschauen und zu entscheiden, wann es notwendig ist, sofort zu handeln und den Mut aufzubringen, Dinge und Situationen zu verändern.

Je mehr es dir gelingt, mit Gelassenheit zu agieren, desto mehr Möglichkeiten hast du, die passende innere Haltung und Handlung zu finden. Wann ist es dir zuletzt gelungen, in einer schwierigen Situation gelassen zu bleiben? Wie fühlst du dich, wenn dir das gelingt? Wie wäre dein Leben, wenn es dir beim nächsten Mal gelingen würde, einfach «Danke» zu sagen und ganz entspannt bei dir zu bleiben, wenn sich dir gegenüber jemand respektlos verhält, bspw. in einer Feedbacksituation? Als mir genau dieses Beispiel das erste Mal widerfahren ist, habe ich eine große Erleichterung und Befreiung gespürt. Die andere Person war völlig erstaunt und sprachlos, dass ich mich ganz nett für das Feedback bedankte. Es war offensichtlich, dass sie diese Reaktion meinerseits nicht erwartet hatte. Sie wirkte unsicher und etwas überfordert, wie sie sich mir gegenüber nun verhalten sollte. Hast du auch schon so eine ähnliche Erfahrung gemacht, und was hast du daraus gelernt?

Deine Gelassenheit kann vielleicht kühl und distanziert auf andere wirken. In deinem Inneren sieht es jedoch ganz anders aus: Du fühlst dich mit deiner Liebe und der inneren Weisheit verbunden. Sei einfach geduldig mit dir und lass dich nicht entmutigen, wenn es dir mal nicht gelingen sollte, gelassen zu sein. Gerade dein Scheitern ist eine gute Übung für eine nächste derartige Situation. Freue dich einfach jedes Mal, wenn es dir schon etwas besser gelingt, und lass dir Zeit, Gelassenheit zu entwickeln. Sei auch mutig, dich in gewissen Situationen für eine Veränderung einzusetzen und sage nicht «Ja», wenn du eigentlich verneinen möchtest. Trau dich, für dich und andere einzustehen, und nimm es gelassen, wenn du dadurch auf Ablehnung und Widerstand stößt. Je mehr du deine Fähigkeit der Gelassenheit umsetzen und ausbauen kannst, desto leichter wirst du die Herausforderungen des Lebens meistern. Du wirst zum Meister deines eigenen Lebens. Der Gelassenheit sind keine Grenzen gesetzt. Folgende Affirmationen können dich in der täglichen Praxis der Gelassenheit unterstützen:

- Ich spüre mich in angespannten Situationen.
- Ich übe mich in Gelassenheit, mir und anderen gegenüber.
- Ich bin offen und flexibel.
- Ich bin bereit, es anzunehmen, wie es jetzt ist.
- Ich bin mutig, für mich und andere einzustehen.
- Ich verbinde mich mit der Gelassenheit in mir.

LEBE IM EINKLANG MIT DEINEM HERZEN

Auf das eigene Herz zu hören, ihm zu vertrauen und zu folgen, ist die Voraussetzung, uns selbst als authentische Persönlichkeit zu finden. Neben der Selbstfindung als Mensch öffnet es uns auch für das Gewahrsein unserer wahren inneren Natur. Im ganzen Buch und in den Herzmeditationen geht es um deine innere Reise zu dir selbst. Damit es dir einfacher gelingt, deinem Herzen zu folgen, dich und dein wahres Selbst zu finden, gibt es einige Faktoren, die dich auf deinem Lebensweg unterstützen können.

SCHENKE DIR ZEIT FÜR DIE MEDITATION UND STILLE

Einem unruhigen, hektischen Geist ist es nicht möglich, mit dem eigenen Herzen in Kontakt zu kommen. Viele Gedanken und Gefühle drehen sich im Kopf wie bei einem Karussell, und es fällt schwer, alles klar wahrzunehmen. Deine Wahrnehmung ist getrübt durch deine Vorstellungen, Erwartungen, Wünsche oder durch die Ablehnung. In der Stille kannst du lernen, die vielen Gedanken und Gefühle zu beobachten und loszulassen. Durch die regelmäßige Meditation wird es dir mit der Zeit leichter fallen, innere Ruhe und Stille zu erfahren. Die Atemtechnik und das Mantra der Herzmeditation werden dir helfen, schneller in die Stille zu kommen. Wenn du dir täglich Zeit schenkst für die Meditation und in deinem Alltag Momente der Stille einbaust, schaffst du ideale Voraussetzungen, um bei dir selbst anzukommen.

Die Stille lädt dich ein, zu entspannen, zu regenerieren und neue Kräfte aufzubauen. Wie du bereits erfahren hast, hilft dir die Stille, dein Nervensystem zu beruhigen, in die Herzkohärenz zu gelangen und ganz im Einklang mit dir selbst zu sein.

Nimm dir also täglich Zeit für dich und erinnere dich an dein Rendezvous mit dir selbst. Mache dir immer wieder bewusst, welche Wirkungen dir deine tägliche Herzmeditation schenken kann. Mache dir bewusst, dass sie dein Leben in allen Bereichen wesentlich verbessern kann. Wenn du mal einen Aussetzer hast und die Meditation nicht ausführen konntest, nimm es einfach locker und gelassen. Dann ist es wichtig, schnell wieder in die regelmäßige Praxis einzusteigen und nicht zu lange zu warten. Nach einer gewissen Zeit wird deine Meditation eine Gewohnheit, die dir leichtfällt. Du wirst merken, wie es dich ganz automatisch auf dein Sitzkissen zieht. Die Disziplin der regelmäßigen Praxis ist vor allem am Anfang schwierig. Mit der Zeit freust du dich auf deine Meditationspraxis und es würde dir etwas fehlen, wenn du sie einmal nicht ausführst. In der Stille verändert sich deine Wahrnehmung und du erfährst die Umgebung intensiver. Die Farben, Gerüche und Geräusche nimmst du sehr eindrücklich wahr. Unbewusst vermeiden viele Menschen die Stille, weil sie sich vor ihr und sich selbst fürchten. Durch ständige Ablenkung, zum Beispiel das-Scrollen in sozialen Medien, flüchten sie vor sich selbst. Unser Ego hat Angst, hinzuschauen und die Kontrolle aufzugeben. Denn eines ist klar: In der Stille können auch schmerzvolle Gefühle und unangenehme Gedanken ans Licht kommen. In der Stille verlieren wir die Kontrolle. Gedankenkonstrukte, Identifizierungen, Probleme und Ängste können sich in der Stille auflösen. Plötzlich gibt es weder eine Vergangenheit noch eine Zukunft. Die Stille lädt uns ein, zu spüren, zu beobachten, zu erkennen und einfach zu sein, was eine große Kunst ist, die gelehrt und erlernt werden kann.

In der Stille erfahren wir die Leere und können somit ganz aus dem Vollen schöpfen. In ihr finden wir uns selbst und erkennen, wer wir wirklich sind – jenseits von unseren Rollen, die wir im Leben einnehmen.

LAUSCHE UND HÖRE AUF DEIN HERZ

Wenn der unruhige Geist zur Ruhe kommt, dann kommt das wahre Selbst zum Vorschein. Das ist eine der Kernbotschaften der Yoga-Philosophie nach Patanjali. Solange der Geist unruhig ist, bist du nicht in der Lage, die innere Herzensstimme zu hören. Die Stimme des Verstandes ist lauter und dominanter. Wir sind es gewohnt, auf unseren Verstand zu hören und darauf zu reagieren. Ich nenne den Verstand gerne auch «Willy», weil er meistens etwas will (Verlangen) oder nicht will (Abneigung). Viele Menschen sind sehr kopfbetont und stark beherrscht von ihrem analytischen Verstand. In der Psychologie wird die linke Gehirnhälfte oft mit dem logischen und rationalen Denken in Verbindung gebracht. Die Einteilung der Persönlichkeiten in «linke» und «rechte» Gehirnhälfte, wie sie in einigen Kreisen gern gemacht wird, basiert jedoch nicht auf wissenschaftlichen Erkenntnissen und könnte auch ein Mythos sein. Wir alle nutzen beide Gehirnhälften, die sich ständig miteinander austauschen können. Auch die Einteilung der Menschen in Kopf- und Herzmenschen ist sehr wertend, verallgemeinernd und nicht wirklich sinnvoll, um die komplexen Systeme und die individuellen Unterschiede des Menschen zu verstehen. Alles ist miteinander verbunden, wie wir bereits in den Beiträgen über die Herzratenvariabilität erfahren haben. Trotzdem lässt sich feststellen, dass wir im Leben sehr oft auf unseren Verstand hören und sehr stark von ihm bestimmt sind. So sind wir beispielsweise frustriert, wenn etwas nicht nach unseren Vorstellungen verläuft und reagieren mit Enttäuschung. Wie das Wort schon selbst andeutet, werden wir durch die Ent-täuschung eigentlich eine Täuschung los. Eine solche Erfahrung ist eine Einladung, in uns zu lauschen, was wir daraus lernen dürfen. Hast du dich auch schon mal über dich selbst geärgert, weil du nicht auf deine innere Stimme gehört hast? Wie oft überhören wir diese sanfte leise Stimme in uns, die uns einlädt, achtsam zu sein und bewusst zu handeln.

Wir sind es gewohnt, dieser lauten Stimme des Verstandes zu folgen. Es fällt uns schwer, die innere Stimme überhaupt wahrzunehmen. In meiner langjährigen therapeutischen Arbeit konnte ich vielen Menschen helfen, die innere Stimme wieder zu hören, was ihnen Heilung und Transformation ermöglicht hat. Für mich ist es immer wieder berührend zu erleben, wie Menschen sich sofort glücklich fühlen können, wenn sie wieder mit ihrer inneren Stimme in Kontakt treten. Niemals werde ich das berührende Erlebnis mit einem schwer traumatisierten Mann in einer Yogalehrerausbildung vergessen. In seiner Meditation fragte ich ihn, was er jetzt brauche, um besser mit seiner schmerzlichen Erfahrung umgehen zu können. Mehrere Minuten konnte er keine Antwort in sich hören. Ich gab nicht auf, bat ihn, bewusst zu atmen und geduldig zu sein. Plötzlich veränderte sich sein trauriger Gesichtsausdruck und er öffnete seinen Mund und sprach ein Wort aus, das mein und sein Leben nachhaltig veränderte. So sprach er mit geschlossenen Augen und sanfter Stimme: «Herzohren.» Sein Herz wieder zu hören, könne ihm helfen.

In diesem Moment hatte ich Gänsehaut. Es war spürbar, dass er die Antwort in sich selbst gefunden hat. Mit Glückstränen in den Augen kam er sichtlich erleichtert wieder aus der Meditation zurück und bedankte sich aus tiefstem Herzen für meine Unterstützung. Er fühlte sich befreit von Schuldgefühlen, Trauer und Wut. Seit vielen Jahren hatte er erstmals wieder das Gefühl, mit sich selbst verbunden zu sein. Er konnte sich selbst wieder spüren und dadurch ein neues glücklicheres Leben beginnen. Einige Zeit später hat sich sein großer Wunsch erfüllt, wieder eine Liebesbeziehung eingehen zu können, die bis heute sehr erfüllend ist. Solche berührenden Erlebnisse konnte ich in meiner Arbeit als Yogatherapeut immer wieder erfahren. Dadurch wurde mir klar, wie wichtig es ist, diese innere Stimme im Herzen wieder zu hören und ihr mutig zu folgen. Es erfüllt mich mit großer Dankbarkeit, viele Menschen dabei zu unterstützen, ihre Herzensstimme wieder zu hören, was das Leben so unglaublich bereichern kann.

Damit es dir wirklich gelingt, deine Herzensstimme wieder zu hören, braucht es viel Übung und Geduld. Deshalb ist es wichtig, dass du dir Zeit gibst und bei der regelmäßigen Meditationspraxis bleibst. Vielen Menschen fällt es leichter, in der Gegenwart mit einem anderen Therapeuten in die Ruhe zu kommen und sich selbst wieder zu spüren. Deshalb unterrichte ich die Herzmeditationen auch in Gruppen und Einzelsitzungen. Am Anfang kann es schwierig sein, unterscheiden zu können, ob es jetzt die innere Stimme ist oder der Verstand, der sich meldet. Der ständige innere Dialog in uns kann sehr verwirrend und energieraubend sein. Wie kannst du also erkennen, ob die innere Stimme oder der Verstand spricht? Es gibt ein paar typische Anzeichen, die sich beim Wahrnehmen der inneren Stimme zeigen können:

- Die Muskulatur fängt an, sich zu entspannen.
- Die Atmung wird langsamer und gleichmäßiger.
- Gedanken und Gefühle verringern sich.
- Im Herzraum ist eine Öffnung wahrnehmbar.
- Ein Gefühl der Sicherheit und des Vertrauens breitet sich aus.
- Mut, den tieferen Gefühlen zu begegnen und sie zuzulassen.
- Verständnis und Akzeptanz sind spürbar.
- Bereitschaft, loszulassen und sich für Neues zu öffnen.

- Eine der vier Herzensqualitäten wird aktiviert.
- Ein Gefühl der Erleichterung ist spürbar.
- Ruhe und Klarheit werden wahrgenommen.

Durch die regelmäßige Praxis der Herzmeditation spürst du immer deutlicher, ob es deine innere Stimme oder dein Verstand ist, der sich gerade bei dir meldet. Diese Fähigkeit der Unterscheidungskraft wird sich dann auch im täglichen Leben zeigen, was dir viel Klarheit und Energie geben wird. Deinem Herzen zu lauschen und zu folgen, wird alle vier Herzensqualitäten, «die Liebe, das Mitgefühl, die Mitfreude und die Gelassenheit», auf wunderbare Weise entfalten. Du wirst erstaunt sein, was sich dadurch alles positiv in deinem Leben verändern wird.

Wenn du mitten im Alltagsgeschehen bist, kannst du einen Moment die Aufmerksamkeit auf dein Brustbein lenken und drei Atemzüge innehalten. Dann stelle dir mental folgende Frage: «Mein liebes Herz, was fühlst du jetzt?»

Gib dir einen kurzen Moment Zeit und staune über die Antwort.

Wenn du keine klare Antwort bekommst, nimm es gelassen an. Wahrscheinlich braucht es noch etwas Zeit und Geduld, bevor sich die Antwort zeigen wird. Mache es dir zur Gewohnheit, im Alltag innezuhalten und dich zu fragen, was dein liebes Herz fühlt.

Da ist eine Stimme, die ohne Worte ist. Hörst du sie?

VERTRAUE UND FOLGE DEINEM HERZEN

Nachdem es dir immer mehr gelingt, deinem Herzen zu lauschen, kannst du lernen, dieser Stimme wirklich zu vertrauen und ihr zu folgen. Sich selbst zu vertrauen, ist für uns alle ein zentrales Lebensthema. Das Vertrauen ins Leben ist die Voraussetzung, um sich willkommen und sicher zu fühlen. Wer in diesem Gefühl des Vertrauens nicht verankert ist, lebt mit ständiger Sorge, Angst und Unsicherheit, was das Stresslevel konstant hochhält und zu zahlreichen gesundheitlichen Beschwerden führen kann. Immer mehr Menschen leiden an Angststörungen. Laut Statistik machen 25 Prozent aller Menschen im Leben einmal diese Erfahrung. Allein in Deutschland sind es mittlerweile ungefähr zwölf Millionen Menschen, die darunter leiden, wobei der Frauenanteil deutlich höher ist. Die Angststörungen sind die häufigsten psychischen Störungen. Das mangelnde Selbstvertrauen ist eine Ursache, die viele Menschen daran hindert, sich positiv zu entfalten und ihre Potenziale im Leben zu verwirklichen.

Woher kommt es eigentlich, dass es so vielen Menschen am gesunden Selbstvertrauen fehlt? Das weitverbreitete Muster, sich selbst abzuwerten, ist oft schon in der Kindheit entstanden und erschwert unser Selbstvertrauen. Wenn wir schüchtern, unsicher oder gehemmt sind und uns wenig zutrauen, hängt das oftmals mit früheren Erfahrungen zusammen, in denen wir uns minderwertig oder abgelehnt fühlten. Eine der Ursachen sind die vielen negativen Glaubensmuster, die wir schon seit unserer Kindheit gehört und unterbewusst verinnerlicht haben. Kannst du dich an solche Sätze aus deiner Kindheit erinnern, die dein Selbstvertrauen geschwächt haben? Dazu lade ich dich ein, folgende Reflexionsfragen zu beantworten:

- Welche negativen Glaubenssätze hast du von deinen Eltern in der Kindheit mitbekommen?
- Gab es in deiner Kindheit Aussagen, die dich gekränkt und dir das Gefühl von Minderwertigkeit vermittelt haben?
- Wie hast du das Selbstvertrauen deiner Eltern wahrgenommen?
- Hast du von deinen Eltern unbewusste Glaubenssätze zum Thema Selbstvertrauen übernommen?
- Wurdest du in der Schule gehänselt, belächelt oder sogar bestraft für dein Verhalten?
- Gab es Menschen, die dich verletzt haben, indem sie dir deine Schwächen und Fehler respektlos mitgeteilt haben?
- Gab es Menschen, die dich durch ihre Ablehnung und Zurückweisung bestraft und bei dir das Gefühl ausgelöst haben, nicht in Ordnung zu sein?
- Gibt es zurzeit Menschen, die dein Selbstvertrauen schwächen?
- Welche Menschen in deinem Umfeld helfen dir, das Selbstvertrauen zu stärken?

Durch die Beantwortung dieser Fragen hast du die Möglichkeit, unbewusste Muster und Glaubenssätze zu erkennen und aufzulösen. Unsere Erfahrungen und Rückmeldungen, die wir von unserem Umfeld und Bezugspersonen bekommen, führen dazu, dass wir uns ein Bild von uns selbst machen. Bestimmt ist dir schon aufgefallen, dass dein Umfeld dein Selbstvertrauen sowohl schwächen als auch positiv verstärken kann. Die meisten Menschen sind in einem Umfeld aufgewachsen, das sehr stark auf die Schwächen und Fehler ausgerichtet war. Das schafft natürlich keine guten Voraussetzungen, um ein gesundes Selbstvertrauen aufzubauen. So sind folgende destruktive Aussagen sehr verbreitet:

- Das kann ich nicht.
- Das traue ich mir nicht zu.
- Darin bin ich nicht gut genug.
- Das können andere viel besser als ich.
- Darüber weiß ich noch zu wenig.

Alle diese selbstsabotierenden Gedanken halten uns klein und sind nicht gerade förderlich, unser Selbstwertgefühl und das Selbstvertrauen zu stärken. Wir können diese Gedankenmuster erkennen und bewusst durch neue, förderlichere Gedanken ersetzen.

So können wir als Beispiel den ersten Glaubenssatz «Das kann ich nicht» mit anderen Sätze ersetzen wie zum Beispiel:

- «Ich bin offen, Neues zu lernen.»
- «Das kann ich lernen, wenn ich es mir zutraue.»
- «Ich hole mir Hilfe und Unterstützung, um meine Fähigkeiten zu erweitern.»
- «Ich kann viel lernen, wenn ich meine Komfortzone verlasse und mich für das Unbekannte öffne.»

Diese vier Glaubenssätze haben mein Leben komplett verändert und helfen mir immer wieder, über mich selbst hinauszuwachsen und neue Potenziale zu entfalten. Dadurch kann mein Selbstvertrauen wachsen und ich staune immer wieder von Neuem, welche wunderbaren Möglichkeiten sich daraus entwickeln. Jetzt ist ein guter Moment, nochmals innezuhalten und dich zu fragen, mit welchem Glaubenssatz du dein Selbstvertrauen am meisten blockierst. Schreibe dir das auf einen Zettel und mache es dir bewusst, damit du in Zukunft achtsam bist, wenn du diesem Glaubenssatz wieder begegnest. Dann formuliere einen kurzen Satz mit förderlichen Gedanken, die du dir immer wieder ins Bewusstsein bringst. Allein diese wenigen Worte können dein Leben unglaublich positiv verändern. Damit solche Umprogrammierungen möglich sind, ist es notwendig, diesen neuen Satz des Öfteren mental zu wiederholen, nachzuspüren und mit einem inneren Bild zu visualisieren, wie sich das wiederum im Leben konkret zeigen kann. Falls du im Alltag beobachtest, wie du wieder dem alten negativen Glaubenssatz verfallen bist, nimm es einfach an. Mache dir bewusst, dass es dir beim nächsten Mal gelingen kann, den alten mit dem neuen Glaubenssatz zu ersetzen. Der bekannte Psychologe und Wissenschaftler Shirzad Chamine beschreibt in seinem Buch «Positive Intelligence» den «inneren Richter» als den Hauptsaboteur, der uns ständig mit inneren Stimmen wie Bewertungen, negativen Glaubensmustern und Kritiken blockiert. [(15)]

Gemäß seinen wissenschaftlichen Forschungen und langjährigen Erfahrungen gibt es zehn sogenannte Saboteure, die jeder Mensch in unterschiedlicher Ausprägung in sich trägt. Damit meint er neben dem Richter, den Perfektionisten, den Anerkennungsbedürftigen, den Kontrollfreak, den Rastlosen, den Konfliktvermeider, den Harmoniesüchtigen, den Hyper-Rationalen, den Ängstlichen und das Opfer in uns.
Der «innere Richter» ist in uns allen angelegt. Er schaut ständig, ob es eine äußere Gefahr gibt. Für unser Überleben ist es durchaus sinnvoll, eine solche Instanz zu haben, die uns vor Gefahren schützen kann. Unsere Vorfahren waren darauf angewiesen, dass dieser innere «Bodyguard» wach und ständig aktiv ist.

Wir alle kennen die Stimme des inneren Kritikers, des Richters in uns, der ständig urteilt, zweifelt und kritisiert. Permanent findet er Fehler bei sich, bei anderen und der äußeren Situation. Daraus folgen Enttäuschung, Wut, Schuld, Scham und Angst. Der «innere Richter» ist ständig darauf fokussiert, was bei anderen nicht passt, und hat keinen Blick für das Positive bei anderen Menschen. Er ist dauerhaft am Bewerten und sehr fixiert aufs Negative. Er ist sehr schlau, und so erscheinen uns seine Argumente und Kritiken berechtigt. Selbst wenn es manchmal völlig übertrieben ist, glauben wir dieser inneren kritischen Stimme, die uns mitteilt, was mit uns oder anderen nicht in Ordnung ist. Mit dem inneren Kritiker sind viele unwahre Glaubenssätze verbunden wie zum Beispiel: «Wenn ich den anderen nicht antreibe, geht gar nichts, weil er zu faul ist.» Wir alle kennen solche destruktiven inneren Stimmen, die bei uns und anderen viel Stress und Druck auslösen. Deshalb ist es sehr wichtig, achtsam zu sein und bewusst wahrzunehmen, wenn sich der innere Kritiker bei uns meldet. Dadurch haben wir die Chance, nicht darauf reinzufallen und uns für förderliche Gedanken und Gefühle auszurichten. Mit dem inneren Kritiker sind auch der Zweifel und vor allem der Selbstzweifel verbunden. Das Zweifeln an uns selbst kann uns sehr verunsichern und auf allen Ebenen blockieren. Wir beginnen, den Glauben an unsere Ideen und Fähigkeiten zu verlieren.

Dabei werden die Bedenken, die Skepsis, die Sorgen und Ängste genährt, was uns daran hindert, uns weiterzuentwickeln. Sich selbst und Ideen kritisch zu hinterfragen, kann uns dabei helfen, mehr Klarheit zu bekommen. Wenn wir uns jedoch im Zweifel verlieren, sind wir auf negative Dinge fokussiert und schwächen uns dadurch selbst. Genauso können wir uns von negativen Menschen verunsichern lassen, die selbst unter ihren Zweifeln leiden und das auf uns übertragen. Das ständige negative Beurteilen hemmt und trennt uns von unserem Potenzial. Achte also auf deine Gedanken und erkenne, wenn Selbstzweifel im Spiel sind. Solche Gedankenmuster sind oft mit Vorstellungen verbunden wie zum Beispiel: «Das schaffe ich nicht», «Das wird mir zu viel», «Niemand kann mir dabei helfen» und den schlimmsten Befürchtungen, was alles eintreten könnte usw. All diese Vorstellungen bringen dich in eine Opferposition, in der wenig Raum ist für deine Schöpferkraft. Vor lauter Zweifeln siehst du nur noch Probleme und übersiehst die Möglichkeiten, die sich dir bieten.

Je mehr es uns gelingt, die Zweifel des inneren Kritikers zu beobachten und zu benennen, desto einfacher können wir seine destruktiven Tendenzen reduzieren. Gute Freunde oder professionelle Hilfe durch einen Therapeuten können dir helfen, deine Selbstzweifel zu verringern und durch neue positive Gedanken zu ersetzen. Manchmal braucht es nur ein paar positive Worte von jemandem, dem du vertraust, um deine Zweifel aufzulösen. Wir stehen uns meist selbst im Weg. Lass dich nicht entmutigen, wenn du auf deinem Weg immer wieder auf diese Zweifel triffst. Lerne sie wahrzunehmen und mit neuen Gedanken zu ersetzen. Durch die Herzmeditationen wirst du sowohl Liebe, als auch Mitgefühl stärken, was dir helfen wird, den inneren Richter zu schwächen und dein Selbstvertrauen wirkungsvoll aufzubauen.

Wie kannst du erkennen, ob sich dein Selbstvertrauen durch die Meditationspraxis positiv verändert hat? Folgende Anzeichen können darauf hinweisen:

- Mehr innere Ruhe und Gelassenheit
- Mehr Selbstwertgefühl
- Mehr Vertrauen in die eigenen Fähigkeiten
- Mehr Mitgefühl und Verständnis für die eigenen Schwächen
- Mehr Offenheit, eigene Grenzen zu erkennen
- Mehr Mut, authentisch zu sein
- Mehr Zuversicht und Optimismus

- Mehr Bereitschaft, schwierige Herausforderungen anzugehen
- Mehr Motivation und Klarheit
- Mehr Freiheit im eigenen Handeln
- Mehr Verbindung zu innerer Kraft und Weisheit

Schenke dir Zeit und Raum für diesen wundervollen Weg ins Selbstvertrauen, indem du dich als individuelle Persönlichkeit finden kannst. Lerne wahrzunehmen, dass das Vertrauen eigentlich bereits in dir ist. Wenn du lernst, dir zu vertrauen, wird vieles möglich, was du nicht für möglich hältst. Übe, deine Gedanken und Gefühlen achtsam zu beobachten, und entscheide dich immer wieder für das Vertrauen in dich und deine innerste Kraft. Dein Selbstvertrauen gibt dir die Freiheit, so zu leben, wie es für dich und auch andere Menschen stimmig ist.

SEI AUTHENTISCH UND EHRLICH

Ein gesundes Selbstvertrauen schafft ideale Voraussetzungen, um authentisch zu sein. Das Wort «Authentizität» wird im Griechischen als «authentikos», zu Deutsch «echt» bezeichnet. Das heißt, ein Mensch zu sein, der seine Persönlichkeit offen und ehrlich zeigt. Authentisch zu sein bedeutet, entsprechend den Gedanken, Gefühlen, Werten und Überzeugungen zu handeln. Dafür ist es unabdingbar, ganz bei sich und seinen Überzeugungen zu sein. Man muss dazu seine Werte, Bedürfnisse und Persönlichkeit gut kennen. Ein authentischer Mensch kennt seine Stärken und Schwächen. Er ist in der Lage, die Wahrnehmungen von anderen und sich selbst kritisch zu reflektieren. Es ist ihm wichtig, ehrlich zu sein und sich und anderen nichts vorzuspielen, während er eigentlich ganz anders empfindet. Ein authentischer Mensch zeichnet sich durch sein konsequentes Handeln nach seinen Prinzipien und Werten aus. Selbst wenn er sich dadurch Nachteile schafft oder bei anderen unbeliebt macht, bleibt er sich selbst treu. Er ist aufrichtig und hat auch den Mut, sich in seinen negativen Seiten offen zu zeigen.
Sich selbst treu zu bleiben und dabei andere Menschen mit unterschiedlichen Werten zu respektieren, ist eine wahre Kunst.

Es gibt viele Gründe, die es manchmal schwierig machen, authentisch zu sein. Gerade harmoniesüchtigen Menschen fällt es schwer, den Erwartungen von anderen Menschen nicht zu entsprechen, Spannungen und Ablehnung aushalten zu können. Oft ist es schwierig, ehrlich zu sein, weil wir denken, wir würden andere Menschen damit verletzen und vor den

Kopf stoßen.

So sagen wir manchmal «Ja», wenn wir eigentlich «Nein» sagen möchten, was bei uns ein schlechtes und unaufrichtiges Gefühl hinterlässt, weil wir nicht für unsere Bedürfnisse eingestanden sind und gegenüber dem anderen nicht wirklich ehrlich waren. Je nach den äußeren Umständen und den verschiedenen Menschen, denen wir begegnen, nehmen wir uns sehr unterschiedlich wahr.

Ist dir auch schon aufgefallen, wie unterschiedlich du dich mit verschiedenen Menschen verhältst und fühlst? Die Fähigkeit, sich anpassen zu können und wandlungsfähig zu sein, ist wichtig und bedeutet keinesfalls, dass du nicht authentisch bist. Gerade das sture Festhalten an Prinzipien, einer bestimmten Identität, wie wir das bei dogmatischen Menschen erleben können, wirkt oft krampfhaft und alles andere als authentisch. Sich immer wieder zu hinterfragen und zu reflektieren, was jetzt gerade stimmig ist, hilft einem dabei, ehrlich und authentisch zu sein und dementsprechend zu handeln.

Authentisch zu sein hilft dir bei den folgenden Dingen:

- Du stärkst dein Selbstbewusstsein.
- Du lernst, deine Ansichten und Meinungen mitzuteilen und für sie einzustehen.
- Du traust dir zu, mit Ablehnung und Zurückweisung zurechtzukommen.
- Du ziehst Menschen an, die mit deinen Werten übereinstimmen und dich dafür wertschätzen und respektieren.
- Du bist ehrlich mit dir und anderen.
- Du stärkst damit deine Selbstfreundschaft und ziehst auch ehrliche Freunde an.
- Du kannst dich gut entscheiden und kommst in deine

Handlungskraft.

- Du hast mehr Freude und Spaß, weil du mehr tust, was dich wirklich erfüllt.
- Du bist zufriedener, weil sich dein Leben stimmig anfühlt.
- Du bist mehr im Reinen mit dir selbst, weil du dir und anderen gegenüber echter und ehrlicher begegnest.
- Du respektierst dich und andere Menschen mehr, weil du zu deinen Werten stehst und auch andere Werte akzeptieren kannst.
- Du bist bescheidener, weil du dir deine eigenen Schwächen und Fehler mehr eingestehen kannst.
- Du fühlst dich freier, weil du dich authentischer aus deinem Herzen heraus entscheiden kannst.

Authentisch zu sein gibt dir Kraft, deinen Werten treu zu bleiben, Offenheit für Neues und Verständnis für deine eigenen Schwächen zu zeigen. Die Herzmeditationen und die Stärkung der vier Herzensqualitäten können dich unterstützen, noch authentischer zu sein und deine wahre Natur immer mehr zum Vorschein zu bringen.

Authentisch zu sein ist möglich, wenn du mit deinem Herzen im Einklang bist.

«Authentisch zu sein bedeutet, der eigenen Seele ein Gesicht zu geben.»

Unbekannt

ERKENNEN DER EIGENEN EINZIGARTIGKEIT UND STÄRKEN

Authentizität hilft dir, deine Persönlichkeit und Stärken besser wahrzunehmen. Im Modell der «Emotionalen Intelligenz» nach Daniel Goleman gibt es vier Felder, die jeweils einer Fähigkeit entsprechen:

- Selbstwahrnehmung: die Fähigkeit, die eigenen Stimmungen, Emotionen und Gedankenmuster wahrzunehmen
- Soziale Wahrnehmung: die Fähigkeit, die Atmosphäre zwischen Menschen zu erkennen und die Gefühle und Stimmungen anderer wahrzunehmen
- Selbstmanagement: die Fähigkeit, die eigenen Emotionen und Gefühle wirkungsvoll zu beeinflussen
- Soziale Fähigkeiten: die Fähigkeit, auf die Gefühle und Stimmungen anderer bewusst Einfluss zu nehmen [16]

Laut Goleman ist es möglich, diese Fähigkeiten und die emotionale Intelligenz durch verschiedene Techniken weiterzuentwickeln.

In der Meditation lernst du dich und deine Gedankenmuster besser kennen. Das hilft dir, deine Persönlichkeit noch tiefer zu verstehen.

Mit der zweiten Herzensqualität, dem Mitgefühl, aktivierst du dein Einfühlungsvermögen und kannst somit auch die Gefühle anderer Menschen deutlicher wahrnehmen. Durch die regelmäßige Aktivierung der beiden Herzensqualitäten «Mitfreude» und «Gelassenheit» kannst du sowohl deine eigenen Emotionen als auch die Stimmungen von anderen effektiver beeinflussen. Das heißt, die Herzmeditation unterstützt die Entwicklung deiner persönlichen Fähigkeiten, Gedankenmuster und Gefühle zu verändern, und fördert deine emotionale Intelligenz.

Hast du dir schon mal Gedanken gemacht, was dich einzigartig und besonders macht? Wie nehmen dich deine Freunde und dein Umfeld wahr? Welche Charaktereigenschaften schätzen sie besonders an dir? Dein Umfeld ist ein guter Spiegel, dich selbst klarer wahrzunehmen. Habe den Mut, deine Freunde zu fragen, wie sie dich wahrnehmen und welche Stärken sie in dir sehen.

Bei den Auswertungstests (den Grafiken) der vier verschiedenen Meditationen hast du bestimmt bemerkt, dass es eine Herzensqualität gibt, bei der du dir höhere Werte gibst. Bei den meisten Menschen zeigt sich bei diesem Test, welche Herzensqualität am stärksten entwickelt ist. Das ist eine deiner Stärken, die du bereits entwickelt hast. Diese Stärke bewusst zu fokussieren, wird dir helfen, dich persönlich und spirituell weiterzuentwickeln. Damit dir das optimal gelingen kann, beantworte dir folgende Fragen:

- Wie würdest du dich mit drei Worten beschreiben?
- Was sagen deine Freunde über dich?
- Was zeichnet dich aus und macht dich einzigartig?
- Welche drei Werte sind für dich wesentlich?
- Was macht dir Freude und schenkt dir Erfüllung?
- Was geht dir leicht von der Hand?
- Kannst du drei deiner Stärken nennen?
- Was fühlst du, wenn du deine Stärken bewusst wahrnimmst?
- Wie äußern sich deine Stärken im Alltag?

- Welche Auswirkungen hätte es, wenn du deine Stärken noch häufiger fokussieren würdest?
- Wie könntest du deine Stärken noch effektiver nutzen?

Deine eigenen Stärken zum Ausdruck zu bringen, fördert dein Selbstbewusstsein. Zudem gibt es dir viel Kraft und Vertrauen, um aktiv ins Handeln zu kommen. Die eigenen Stärken gut zu kennen, baut ein gesundes Selbstwertgefühl auf. Das hilft dir, deinen Fokus bei dir selbst zu behalten und im Leben klar ausgerichtet zu sein. Für das einzustehen, was dir am Herzen liegt, bereitet viel Freude und Erfüllung. Natürlich ist es auch wichtig, die eigenen Schwächen zu kennen und zu benennen. Beantworte dir also folgende Fragen:

- Welche drei Schwächen kennst du von dir selbst?
- Welchen Fehler machst du immer wieder?
- Welche Schwächen sehen andere in dir?
- Wie äußern sich deine Schwächen im Alltag?
- Wie gehst du mit deinen Schwächen um?
- Was hast du aus deinen Schwächen gelernt?
- Wer hilft dir und unterstützt dich, um mit deinen Schwächen zurechtzukommen?

Die beiden Herzensqualitäten «Mitgefühl» und «Gelassenheit» machen es einfacher, eigene Schwächen anzunehmen. Wie du bestimmt schon gemerkt hast, ist niemand vollkommen, und deine Schwächen dürfen sein. Trotzdem ist es wichtig, dass du achtsam im Umgang mit deinen eigenen Schwächen bist und nicht immer die gleichen Fehler wiederholst. Somit kannst du dir und auch anderen Menschen unangenehme, leidvolle Erfahrungen ersparen.

Wenn du zum Beispiel von dir weißt, dass du des Öfteren naiv bist und Menschen zu schnell vertraust, dann kannst du lernen, vorsichtiger zu sein und dir etwas mehr Zeit zu schenken, Menschen besser kennenzulernen. Hast du Mühe, mit regelmäßiger Disziplin zu meditieren, kannst du dir einen Lehrer/eine Lehrerin suchen, der/die dich anleitet und dich persönlich unterstützt. Es gibt viele Menschen, die dir gerne helfen und dich unterstützen würden. Du kannst dir ein Umfeld aufbauen, das dich in deinen Schwächen unterstützt. Das wird dir viel Druck und Stress nehmen und erleichtert dein Leben wesentlich. Außerdem kannst du auch lernen, deine Schwäche aus einer positiven Sicht zu betrachten, wie in den folgenden Beispielen:

Unsicherheit:
die Fähigkeit, sich ehrlich zu zeigen und sich und anderen nichts vorzutäuschen

Perfektionismus:
die Fähigkeit, Dinge genau und gewissenhaft zu erledigen und sich selbst immer wieder herauszufordern

Harmoniesucht:
die Tendenz, darauf zu achten, mit sich und anderen liebevoll zu sein

Fehler:
als Möglichkeit ansehen, zu lernen, was noch gefehlt hat, und es beim nächsten Mal anders zu machen

Nimm dir kurz Zeit und schreibe deine drei Schwächen, die du in den Reflexionsfragen notiert hast, positiv um. Mach es dir zur Gewohnheit, deine vermeintlichen Schwächen anzunehmen und sie in Stärken zu verwandeln. Mit dieser Praxis wirst du mit dir selbst viel verständnisvoller und toleranter umgehen. Diese Übung kannst du auch bei den Schwächen anderer anwenden.

Du wirst staunen, wie positiv sich das auf deine Beziehungen auswirken kann, wenn dir diese positiven Sichtweisen gelingen.

ENTSCHEIDE DICH AUS DEM HERZEN UND HABE MUT FÜR NEUES

Die eigenen Herzensangelegenheiten zu kennen, ist hilfreich, wenn du vor einer Entscheidung stehst und nicht sicher bist, wie du dich entscheiden möchtest. Bestimmt kennst du dieses Gefühl des Gedankenkarussells, bei dem man sich, je nach Entscheidung, all die möglichen Konsequenzen, die sich daraus ergeben, im Geiste vorstellt. Dabei kommen wir ins Abwägen und beschäftigen uns mit all den verschiedenen Gedankengängen. Es wird meist nicht einfacher, wenn wir noch andere um ihren Rat bitten, weil wir dann noch weitere Optionen zur Auswahl haben. Die Angst, nicht die richtige Entscheidung zu fällen, kann uns in unserer Entscheidungskraft sehr stark einschränken. Sich nicht zu entscheiden, ist auch eine Entscheidung. Jedes Mal, wenn wir uns entscheiden, hat das Konsequenzen, vor denen wir uns manchmal fürchten. So entscheiden wir uns häufig für den bequemen Weg des bereits Bekannten. Da fühlen wir uns sicher und haben keine Ängste dahingehend, dass es nicht klappen oder eine falsche Entscheidung sein könnte. Aus der Unsicherheit heraus sind wir anfällig dafür, faule Kompromisse einzugehen, und verlieren somit den Mut für neue Herausforderungen und Veränderungen. Obwohl wir ja eigentlich alle wissen, dass wir am meisten wachsen können, wenn wir unsere Komfortzone verlassen. Anstatt sich viele Gedanken zu machen, was die richtige Entscheidung ist, können wir lernen, weise Entscheidungen zu treffen, die uns neue Wege und Möglichkeiten eröffnen.

Das gelingt am besten, wenn wir uns mit der inneren Weisheit verbinden, in der Kopf und Herz miteinander im Austausch sind. Es geht also nicht darum, sich für den Verstand oder das Herz zu entscheiden, wie es von vielen ausgesprochen wird. Durch die Techniken der Herzmeditation kommen wir in den Zustand der Herzkohärenz, in welcher der Verstand und das Herz miteinander in Verbindung treten und sich gegenseitig austauschen. So sind es genau genommen immer sowohl Kopf- als auch Herzensentscheidungen. Dabei spielt auch das limbische System eine große Rolle, weil es die emotionale Bewertung abschließt und das Ergebnis der Bewertung im Bewusstsein abspeichert. Die Gefühle spielen eine wesentliche Rolle, wie wir uns letztendlich entscheiden. Wenn wir uns aufs Brustbein konzentrieren, hilft es uns, mit dem Sitz der Gefühle und der inneren Weisheit in Verbindung zu kommen. Vielleicht magst du dich an die Übung in diesem Buch erinnern, in der wir uns eine Frage stellten und dann beobachtet haben, ob sich das Brustbein nach vorne (Ja) oder nach hinten (Nein) bewegt oder in der Mitte bleibt (neutral). Anhand deines Körpers kannst du spüren, in welche Richtung es dich zieht. Hier ein paar Tipps, die dir helfen können, dich zu entscheiden:

- Schaffe dir Raum und Zeit, bevor du eine Entscheidung triffst.
- Mache die Basis-Herzmeditation mit den fünf Herzöffnern.
- Richte deine Aufmerksamkeit auf das Brustbein und nimm deine Gefühle und Emotionen wahr.
- Visualisiere deine Entscheidung und nimm wahr, ob das in dir ein Gefühl für Raum oder der Enge auslöst.
- Stelle dir im Geiste vor, wie du dich jetzt entscheidest und welche Möglichkeiten dir das bietet.
- Spüre die positiven Gefühle, die sich durch deine Entscheidung ausbreiten.

Diese Tipps können dir bestimmt helfen, mehr Vertrauen zu finden, um dich weise entscheiden zu können. Sie unterstützen dich, noch mutiger deinen eigenen Weg zu gehen und dich nicht von anderen Menschen verunsichern zu lassen. Je mehr es dir gelingt, dich aus der Komfortzone zu wagen und dich mutig zu entscheiden, desto mehr neue Chancen und Möglichkeiten wirst du in deinem Leben erfahren. Gleichzeitig werden deine Willens- und Entschlusskraft gestärkt. Du wirst bereit sein, aus deinen Entscheidungen Neues zu lernen und achtsam zu erkennen, wenn noch etwas fehlt. Durch die Verbindung mit der inneren Kraft kannst du das Vertrauen darin stärken, dass du auf deinem Weg unterstützt wirst. Achte darauf, was du mit deinen Entscheidungen bei dir und anderen auslöst. Reflektiere immer wieder, ob deine Entscheidungen mit deinen Werten und deinem Umfeld übereinstimmen. Durch die regelmäßige Meditation stärkst du die Herzensqualitäten der «Freude», «Mitfreude» und «Gelassenheit», welche dich wunderbar unterstützen in deiner Entscheidungs- und Handlungskraft. Das wird dir helfen, dem Ruf deines Herzens zu folgen. Wenn du bemerkst, dass du dir immer mehr zutraust in deinem Leben und sich gleichzeitig deine Fähigkeiten verstärken, weißt du, dass du auf dem richtigen Weg bist. Dieses Gefühl gibt dir viel Sicherheit und Zuversicht.

FINDE DICH SELBST UND SEI DER MENSCH, DER DU SEIN MÖCHTEST

Das ganze Leben über sind wir immer wieder auf der Suche nach uns selbst. Heute gibt es unzählige Bücher zum Thema der Selbstfindung. Dieser Begriff kommt aus der Entwicklungspsychologie und beschreibt einen Prozess, in dem der Mensch versucht, sich in seinen Eigenheiten und Zielen zu definieren. Dieser Prozess der Selbstfindung läuft auf mehreren Ebenen wie dem persönlichen, beruflichen, sozialen und geistigen Bereich ab. Im Verlauf des Lebens können sich unsere Werte und die Persönlichkeit immer wieder stark verändern. Es ist also wichtig, immer wieder zu überprüfen, ob du zurzeit auf dem Weg bist, der dir und deiner Persönlichkeit wirklich entspricht. Dabei ist es hilfreich, dir immer wieder bewusst zu machen, wie du als Mensch leben möchtest. Das erfordert eine ständige Reflexion über die Beziehung mit dir und anderen, die berufliche Situation und die persönliche Entwicklung. In all diesen Bereichen kannst du den Fokus darauf legen, der Mensch zu sein und zu werden, der mit deinen Vorstellungen und Werten übereinstimmt. Du kannst lernen, dir selbst dein bester Freund zu sein. Dich selbst zu verstehen, dich zu führen und dich so zu verändern, wie es für dich stimmig ist. Sich selbst zu kennen, ist nicht immer einfach, weil vieles unbewusst ist. Deshalb ist es empfehlenswert, mit einer Therapeutin/einem Therapeuten zu arbeiten, die/der in der Lage ist, dir dabei zu helfen, die tieferen Beweggründe für dein Verhalten, deine Bedürfnisse zu erkennen und zu verstehen. Wenn wir uns mehr mit uns selbst beschäftigen, können wir unsere unbewussten Einstellungen, Glaubens- und Denkmuster, Gefühle und Verhaltensweisen kennenlernen. Damit du dich selbst finden kannst, ist es ratsam, dir Zeit zu nehmen und zu reflektieren, wo du dich in den verschiedenen Lebensbereichen gerade befindest. Nimm dir Zeit für die folgenden Reflexionsfragen zu den verschiedenen Themenbereichen:

Beziehung mit mir selbst:

- Wie fühlst du dich in der Beziehung mit dir selbst?
- Welche Bedürfnisse kannst du in dir zurzeit wahrnehmen?
- Welche Themen beschäftigen dich zurzeit?
- Wie authentisch fühlst du dich?
- Wie ist dein aktuelles Energielevel?
- Wie viel Zeit nimmst du dir für die Regeneration?
- Wie nimmst du deinen Gesundheitszustand wahr?
- Welche der vier Herzensqualitäten kannst du zurzeit gut wahrnehmen?
- Wo zieht es dich hin, wenn du auf dein Herz hörst?

Beziehungen mit anderen:

- Wie fühlst du dich in deinen wichtigsten Beziehungen?
- Welche Themen beschäftigen dich in Beziehungen mit anderen?
- Welche eigenen Bedürfnisse spürst du in Beziehungen zu anderen?
- Welche Bedürfnisse kannst du von Menschen wahrnehmen, die dir nahe sind?
- Wieviel Zeit nimmst du dir für andere Menschen?
- Gibt es Beziehungen, die du zurzeit verändern möchtest?

Berufliche Situation:

- Wie fühlst du dich in deinem Berufsleben?
- Welche beruflichen Ziele verfolgst du zurzeit?
- Welchen beruflichen Herausforderungen begegnest du?
- Fühlst du dich im Beruf unter- oder überfordert oder genau passend herausgefordert?
- Wie viel Zeit verbringst du mit deiner Arbeit, und entspricht das deinen Vorstellungen und Wünschen?
- Wie viel Ruhe und Erholungspausen gönnst du dir?
- Hast du ungesunde Muster, um deinen Druck und Stress abzubauen?
- Wie viel Freude und Erfüllung erlebst du zurzeit?
- Gibt es Dinge, die du beruflich verändern möchtest?
- Was ist deine Berufung?

Geistige und spirituelle Entwicklung:

- Wie erlebst du dich auf der emotionalen und mentalen Ebene?
- Gibt es Glaubenssätze und Verhaltensmuster, die du verändern möchtest?
- Welchen herausfordernden Situationen begegnest du zurzeit?
- Gibt es Rückschläge und Wiederholungen von schwierigen Themen?
- Wie nimmst du deine geistige und spirituelle Entwicklung wahr?
- Welche Herzensqualitäten kannst du zurzeit entfalten und wie äußert sich das in deinem Leben?
- Wie viel Zeit nimmst du dir für deine persönliche und spirituelle Entwicklung?
- Gibt es Fähigkeiten und innere Qualitäten, die du stärken möchtest?

- Wo zieht es dich auf der seelischen Ebene hin?

Diese Reflexionsfragen können dir bestimmt wertvolle Erkenntnisse über dich vermitteln. Sie helfen dir, dich selbst zu finden und der Mensch zu sein und zu werden, der du sein möchtest. Mache es dir zur Gewohnheit, innezuhalten und bewusst zu beobachten, welche Gedanken und Gefühle du in dem jeweiligen Moment wahrnehmen kannst. Erinnere dich daran, dass du die Macht hast, dich für gesunde und positive Gedanken zu entscheiden und sabotierende Gedanken loszulassen.

Mit den zahlreichen Übungen und Meditationen in diesem Buch hast du bestimmt gelernt, wieder mehr auf dein Herz zu hören, darauf zu vertrauen und daraus zu handeln. Dir ist bewusst geworden, dass positive Veränderungen nur gelingen können, wenn du dranbleibst und mit dir selbst geduldig bist. In kleinen Schritten der Veränderung siehst du, wie sich deine Gewohnheiten, Denk- und Verhaltensmuster positiv transformiert haben. Wenn du in deinem Alltag wahrnehmen kannst, wie du dir selbst gegenüber liebevoller, toleranter, freudvoller und gelassener bist, dann weißt du, dass sich deine Herzensqualitäten entwickelt haben. Wenn sich die Beziehung zu dir selbst verändert, werden sich auch die Beziehungen zu anderen Menschen verändern. In dem Moment, in dem du dich für eine Herzensqualität wie zum Beispiel die «Gelassenheit» entscheidest, verändert sich die ganze Welt. Genauer gesagt, verändert sich deine Wahrnehmung und dein Umgang mit dir und der Umwelt.

ERKENNE DEIN WAHRES SELBST

Wenn es dir gelingt, immer mehr dich selbst zu finden, schafft das gute Voraussetzungen, um noch tiefer einzutauchen und zu erkennen, wer du wirklich bist. Gemäß der Yogaphilosophie sind wir im Kern weder das, was wir über uns selbst denken (Selbstbild), noch was andere über uns denken (Fremdbild). Bestimmt hast du schon beobachtet, wie sich dein Selbstbild und das Bild, das andere von dir haben, ständig verändern. Jeder Mensch, der dir begegnet, macht sich sein eigenes Bild von dir. Seine Wahrnehmung von dir ist geprägt von seinen eigenen Bildern, Vorstellungen und Glaubenssätzen. Deshalb ist es möglich, dass jemand seinen Schatten auf dich projiziert und bei dir das kritisiert, was er bei sich selbst nicht gerne mag.

In diesem Zusammenhang mag es hilfreich sein zu wissen, dass das Wort «Person» vom lateinischen Wort «persona» kommt, was «Maske» bedeutet. In der Regel ist es einfacher, die Unzulänglichkeiten und Schwächen bei anderen zu sehen. Hinter die eigene Maske zu blicken, sich selbst zu reflektieren, erfordert die Bereitschaft, ehrlich zu sein und auch unangenehme Gefühle aushalten zu können. Je tiefer wir mit unserem Bewusstsein verbunden sind, desto mehr können wir mit dem Herzen schauen und erkennen, dass das, was uns beim anderen stört, meistens auch mit uns etwas zu tun hat. Somit können wir die ständigen Bewertungen über andere reduzieren und ihnen mit mehr Respekt und Mitgefühl begegnen. Anderseits neigen wir manchmal auch dazu, andere zu idealisieren und sie auf einen hohen Sockel zu stellen. Durch solche

Idealisierungen können Abhängigkeiten und übertriebene Erwartungshaltungen entstehen, die meist für beide Seiten sehr viel Anspannung und Leid schaffen. Häufig sind wir sehr stark mit unseren verschiedenen Rollen identifiziert und es fällt uns schwer, diese bewusst wahrzunehmen. Das Nichtwissen, wer wir eigentlich sind, und die Anhaftung an unser Ich sind gemäß der Yogaphilosophie Hindernisse, unsere wahre Natur zu erkennen und ihr gewahr zu werden. Du bist also weder deine Persönlichkeit noch deine Gedanken, Gefühle und Bilder. All das verändert sich ständig, und das einzig Beständige ist die Instanz, die das wahrnimmt und beobachtet. Schon die alten Weisen in Indien fanden die Frage «Wer bin ich?» wesentlich. So heißt es schon in den indischen Weisheitsschriften der Upanishaden: «Das bist du» (tat tvam asi), womit das Bewusstsein gemeint ist, das alles beobachten und wahrnehmen kann. Gemäß dieser Sichtweise sind wir in der Essenz ewiges und unendliches Bewusstsein und nehmen die Welt durch unsere fünf Sinne wahr. Wenn wir das nur auf der mentalen, intellektuellen Ebene verstehen können, wird das unsere Wahrnehmung und Handlungen nicht wesentlich verändern. Die wahre Natur zu erkennen und ihr gewahr zu werden, bedingt eine kontinuierliche Schulung der Achtsamkeit und des Gewahrseins im Jetzt.

Mit Bewusstheit die Gedanken und Gefühle neutral zu beobachten, ohne sich damit zu identifizieren, ist sehr ungewöhnlich. Wenn dir das gelingt, wirst du in der Lage sein zu entscheiden, welchen Gedanken und Gefühlen du Raum gibst, um sich in dir auszubreiten. Die regelmäßige Praxis der Herzmeditation ermöglicht es uns, in der Stillephase die Verbindung mit unserer eigentlichen Natur festzustellen. Sie lädt uns ein, zu erwachen und zu erkennen, dass wir jederzeit mit dieser Kraft in uns, der «inneren Weisheit», verbunden sind und jegliche Vorstellung von Trennung nur in unserem Verstand existiert. Gemäß der Lehre des indischen Yogi Ramana Maharshi, den ich in Indien an seinem ursprünglichen Lebensort kennenlernen durfte, ist es wesentlich, den Ursprung des Ichs zu finden. «Dann werden alle Schwierigkeiten verschwinden und das reine Selbst allein wird bleiben.» Auch Ramana verweist in vielen seiner Zitate auf das Herz.

«Erkennst du die Wesenheit des
Einzigen in deinem Herzen, fallen
alle anderen Vorstellungen dahin.
Nur wer diese Wirklichkeit erfahren
hat, weiß, was wirklich ist.»

«Es genügt, den Geist auf das Herz
auszurichten, um es zu erkennen.
Dann verschwindet der Geist
und das Herz erstrahlt.» [17]

Für mich war es damals Indien, vor 25 Jahren, der Beginn einer langen inneren Reise zu mir und dem wahren Selbst. Ich spürte eine unbändige Sehnsucht, herauszufinden, wer ich wirklich war. An diesem magischen Ort in Indien, in Tiruvannamalai, konnte ich sehr tiefe und nachhaltige Einheitserfahrungen machen, die ich bis heute nicht wirklich mit Worten umschreiben kann.

Es war un-fassbar, un-begreiflich, un-glaublich berührend und ist mir bis heute un-vergesslich geblieben. Was die indischen Weisen schon vor vielen Jahrhunderten lehrten, wird heute auch von aufgeschlossenen Wissenschaftlern und der Theorie des Quantenfelds bestätigt: Zeit und Raum sind Illusionen, die sich im Moment der Stille auflösen. Im Quantenfeld gibt es keine Trennung von der Vergangenheit oder der Zukunft, weil alles, was ist, im ewigen Jetzt bzw. im ewigen gegenwärtigen Moment existiert. [18] In diesem unendlichen Feld öffnet sich das Bewusstsein für alles, jedes und jederzeit. Es ist ein Zustand der Einheit, der unbegrenzten Möglichkeiten und Potenziale. So kannst du dich in der Stillephase der Herzmeditation für das Unbekannte und die neuen Möglichkeiten öffnen. Die Absicht, eine Herzensqualität wie «Mitgefühl» zu stärken, kann sich bereits jetzt manifestieren. Deshalb ist es so wichtig, in der vierten Phase der Meditation im Herzen zu spüren, wie sich das Jetzt anfühlt, wenn du dich mit der jeweiligen Herzensqualität verbunden fühlst, und wie es sich konkret im Leben zeigen kann. Je tiefer wir in der Meditation in dieses Einheitsbewusstsein eintauchen, desto einfacher können wir wahrnehmen, dass unsere Zukunft bereits begonnen hat. Veränderung, Heilung und Transformation sind bereits aktiv, was dazu führt, dass du ein Gefühl der Freude und Dankbarkeit in dir spüren kannst. Egal, wie du diese Kraft benennst, gibt es eine liebevolle Intelligenz, die jetzt dafür sorgt, dass alles geschehen kann, und auch weiß, wie es geschehen soll. In diesem Zustand ist es möglich, ein tiefes Vertrauen in diese höhere Intelligenz wahrzunehmen. In diesem Zustand kannst du los- und die Dinge geschehen lassen und dich gleichzeitig öffnen für Veränderungen und neue Möglichkeiten. Jenseits von deinen fünf Sinnen und dem Verstand öffnet sich dir ein Feld mit neuen Erfahrungen und unbegrenzten Potenzialen.

Welche Anzeichen deuten darauf hin, dass du im Einheitsbewusstsein bist:

- Du spürst eine lebendige Stille in dir.
- Du nimmst deinen Körper ganz leicht wahr.
- Du fühlst dich mit allem verbunden.
- Du nimmst Dankbarkeit und Freude wahr.
- Du fühlst dich offen für das Unbekannte und Veränderungen.
- Du bist bereit für das Neue, das sich jetzt manifestieren kann.

- Du hast bereits das Gefühl, dass alles schon da ist, und fühlst Zufriedenheit und Erfüllung.
- Du fühlst dich zeitlos und unendlich.
- Du fühlst dich frei.

Im Gewahrsein des Einheitsbewusstseins fühlst du dich ganzheitlich verbunden mit der Quelle in dir und dem unendlichen Feld außerhalb von dir. Deine Wünsche, dein Verlangen, deine Anstrengungen und deine Hoffnungen haben sich wie Nebel aufgelöst. Das Gefühl der Trennung und des Mangels ist nicht mehr da. Die vier Herzensqualitäten «Liebe, Mitgefühl, Mitfreude und Gelassenheit» können noch intensiver wahrgenommen werden und sich im Leben entfalten. Sie sind Eingangstore zum Einheitsbewusstsein.

Mit jeder Mantra-Wiederholung klopfst du sanft an diese Türen und machst dich bereit, durch das Tor einzutreten, in das Reich der unendlichen Möglichkeiten. Auf der körperlichen Ebene gelangst du in einen Zustand der Kohärenz, in der die Atmung, das autonome Nervensystem und der Herzrhythmus in eine Balance kommen. Das schafft wunderbare Möglichkeiten für den Körper, sich tief zu entspannen und die Fähigkeit der Selbstheilung («Homöostase») anzuregen. Durch die tiefe Erfahrung des Einheitszustands werden neue Nervenzellen gebildet und die Dichte der synaptischen Verbindungen im Gehirn nimmt zu. Diese tiefen Erfahrungen der Einheit verändern deine Gefühle und Emotionen so nachhaltig und wirksam, dass du auch im Alltag mehr Freude, Glücksgefühle und Liebe erfahren kannst. Durch die Verbindung mit deiner Weisheit hast du mehr Zugang zu anderen Informationen und Wissen.

Du wirst bewusster und siehst die Dinge klarer, was sich in deinen Handlungen positiv ausdrücken wird. Ein klarer Geist hat eine klare Wahrnehmung und die Fähigkeit, Dinge differenziert und wertungsfrei zu beobachten. Du wirst dich weniger mit deiner Persönlichkeit identifizieren, was dir mehr Gelassenheit gibt. Du wirst dir weniger Sorgen machen, weil du zuversichtlicher bist. Du wirst die Kontrolle mehr loslassen und den Veränderungen des Lebens gegenüber offener sein. Du wirst auf allen Ebenen noch mehr Potenziale entfalten. Du wirst die inneren Qualitäten wie Präsenz, Achtsamkeit, Gewahrsein, Liebe, Mitgefühl, Mitfreude, Gelassenheit und ihren Frieden noch mehr zum Ausdruck bringen, was sich auch auf dein Umfeld sehr positiv auswirken wird.

Natürlich braucht es eine regelmäßige und längere Zeit der Meditationspraxis, um solcher Momente des Einheitsbewusstseins gewahr zu werden. Trotzdem machen viele Menschen schon nach wenigen Wochen Praxis mit der Herzmeditation tiefgehende Erfahrungen des Verbundenseins, die nachhaltige positive Veränderungen im Alltag bewirken können.

Wichtig ist, dass du geduldig und ohne Erwartungen deine Meditationspraxis regelmäßig ausführst. Dabei wirst du beobachten, wie die Qualität deiner Präsenz und deine Erfahrungen in der Meditation sehr unterschiedlich sein können. Auch wenn es dir manchmal schwerfällt, jeden Tag 20 bis 30 Minuten zu meditieren, wirst du gerade in diesen schwierigen Momenten viel lernen können. Die zahlreichen Hindernisse, die dir in der Meditation begegnen können, sind wunderbare Übungsfelder. Sie helfen dir, innerlich zu wachsen, fördern deine Geduld, Bereitschaft und Offenheit, dein wahres Selbst zu erforschen. Gib dir Zeit und Raum für die Meditation, damit sich die innere Entwicklung entfalten kann. Mach dir immer wieder bewusst, weshalb du meditierst und was deine große Sehnsucht ist. Erfreue dich an den zahlreichen positiven Wirkungen, die du durchs Üben erfährst. Mit der HRV kannst du ganz konkret messen, wie positiv sich deine Gesundheit und Regeneration, dein Energielevel und Leistungspotenzial und sogar dein aktuelles biologisches Alter verändern können. Finde heraus, wie du die vier Herzensqualitäten in deinem Leben erfolgreich integrieren kannst. Staune, was sich dadurch alles verändern kann. Erlebe ganz bewusst, wie du dich selbst heilen und transformieren kannst und wie sich dadurch dein Umfeld und deine Beziehungen wunderbar verändern können. Freue dich, beobachten zu können, wie du immer mehr der Mensch wirst, der du sein möchtest. Sei dankbar und glücklich über die tiefere Beziehung und Verbundenheit mit deiner inneren Quelle. Sei offen und mutig, dich auf allen Ebenen zu entfalten und deine Potenziale zu verwirklichen. Beobachte, ob deine inneren Grundhaltungen und deine Handlungen mit deinem Wesen übereinstimmen und du im Einklang mit deinem Herzen bist.

Sei achtsam im Umgang mit anderen Menschen und lerne, ihnen empathisch und verständnisvoll zu begegnen. Genieße die neuen Herzensverbindungen zu anderen Menschen und die erfüllenden Gefühle, die damit verbunden sind.

Halte immer wieder inne und überprüfe, ob du mit dir in Harmonie und Frieden bist und ob dein Verhalten dem Frieden anderer Menschen dienen kann.

Die Reise zu deinem wahren Selbst ist voller Überraschungen. Sie ist das größte Geschenk, das du dir selbst machen kannst.

LEBE MUTIG UND IM EINKLANG MIT DEINEM HERZEN

Dieses Buch ist mir eine große Herzensangelegenheit, und beim Schreiben spürte ich oft, wie mein Herz dabei voller Freude ist.

Die Herzmeditationen helfen mir, auf wundervolle Weise ein Leben zu erfahren, das mich zutiefst erfüllt und für das ich unglaublich dankbar bin. Die regelmäßige Herzmeditation hat meine körperliche Gesundheit enorm verbessert. Ich fühle mich jünger und energievoller. Meine Gedanken und die Gefühlswelt haben sich sehr positiv verändert. Es gelingt mir immer besser, die vier Herzensqualitäten im Leben umzusetzen. Die Wahrheit des Herzens zu hören und ihr zu folgen, bereichert mein Leben unglaublich. Mir selbst noch treuer zu sein und authentischer zu leben, macht das Leben viel leichter. Anderen Menschen mit mehr Mitgefühl und Toleranz zu begegnen, bringt viel Harmonie und Frieden. Mehr verbunden zu sein mit der Weisheit in meinem Herzen, gibt mir viele Antworten und neue Einsichten. Die innere Stimme des Herzens schenkt mir viel Kraft und Mut, neue Herausforderungen anzugehen. In schwierigen Momenten des Lebens gibt mir dieses innere Gefühl des Verbundenseins Trost und Zuversicht. Wenn das Herz einen Platz gefunden hat, an dem es zur Ruhe kommen kann, nehme ich die Seele in mir wahr. Jenseits von Zeit und Raum spüre ich dann eine innere, lebendige Präsenz, eine grundlose Freude und Zufriedenheit, unendlichen Raum, eine Verbundenheit mit allen Wesen, eine unendliche Fülle und innere Freiheit.

Das ist der Grund, weshalb die tägliche Meditation für mich eine Selbstverständlichkeit geworden ist. Fast automatisch zieht es mich gleich nach dem Aufstehen auf mein Sitzkissen für die Meditation. Die tägliche Praxis der Herzmeditation ist mir sehr wichtig und hat eine große Priorität in meinem Leben. Aus all diesen Gründen ist es mein großer Herzenswunsch und meine Vision, dass auch viele andere Menschen die wundervollen Wirkungen der Herzmeditation erfahren können. Am Ende dieses Buches ist es mir wichtig, dass du nochmals über deine Erfahrungen mit der Herzmeditation reflektierst und deine Entwicklung der vier Herzensqualitäten erkennen kannst. Falls du die Herzmeditation noch nicht praktiziert hast, kannst du die Fragen einfach später beantworten.

- Was waren die Gründe, weshalb du die Herzmeditationen praktiziert hast?
- Welche Erfahrungen konntest du mit den vier Herzmeditationen machen?
- Welche Wirkungen hat es, wenn du dich auf ein bewusstes Atemmuster fokussierst?
- Wie wirkt es auf deine Konzentration, Achtsamkeit und Fokus, wenn du ein Mantra mental mehrere Minuten wiederholst?
- Wie hast du in der dritten Phase der Meditation die Qualität deiner Präsenz und Stille wahrgenommen?
- Wie intensiv hast du dieses Gefühl deiner Herzensqualität in der vierten Phase wahrgenommen und wie klar konntest du sehen, wie sich das konkret im Leben gezeigt hat?
- Konntest du beobachten, dass sich die vier Herzensqualitäten in deinem Alltag positiv entfaltet haben? Falls das zutrifft, erinnere dich an drei Situationen.
- Inwieweit waren die vier Phasen der Herzmeditation hilfreich, um tiefer in die Stille und Präsenz zu kommen?

- Welchen Hindernissen bist du in der Meditation begegnet und was konntest du daraus lernen?
- Konntest du die Herzmeditation regelmäßig durchführen, und welche Fortschritte und Veränderungen hast du dabei beobachtet?
- Inwieweit hilft dir die Meditation im Alltag, mit deinem Herzen verbunden zu sein und daraus zu handeln?
- Konntest du eine Veränderung in deiner Beziehung mit dir selbst und anderen beobachten, die du auf die Meditation zurückführst?
  Wenn ja: Wie hat sich das konkret gezeigt?
- Hast du den Eindruck, dass dir die Meditation hilft, von deinen Identifikationen loszulassen und dich mehr mit deinem wahren Selbst zu verbinden? Wenn das zutrifft: Nenne zwei Beispiele!
- Inwieweit konnten dich deine Meditationserfahrungen motivieren, regelmäßig dranzubleiben?

Herzlichen Dank, dass du dir die Zeit genommen hast, diese Fragen zu beantworten bzw. dich mit diesen Fragen auseinanderzusetzen. Wenn es dir möglich ist, dich immer öfter mit deinem Herzen zu verbinden und die «Herzensstimme» auch im Alltag zu hören, wird dir das Mut machen, authentisch(er) zu sein.

Dein Herz spricht die Wahrheit, und ihr zu folgen, wird dir helfen, kluge Entscheidungen zu treffen. Deiner inneren Weisheit mehr zu vertrauen, fördert dein Selbstvertrauen und Selbstbewusstsein. Die tiefen Erfahrungen und Erkenntnisse, die du in deiner Meditationspraxis erfährst, werden dein Leben auf allen Ebenen bereichern. Die Entwicklung der vier Herzenskräfte, die direkt aus dem Gewahrsein unseres wahren Selbst kommen, haben die Kraft, deine Beziehungen und dein ganzes Leben ins Positive zu verwandeln. Du kannst ein «Herzensmensch» sein, der Verstand und Herz miteinander verbindet und ganz aus seiner Mitte lebt. In deinem Leben kannst du die Qualitäten der Liebe, des Mitgefühls, der Mitfreude und Gelassenheit ständig weiterentwickeln und mit vielen Menschen teilen. Du wirst andere durch dein Beispiel inspirieren, noch mehr mit ihrem Herzen verbunden sein zu wollen und daraus zu handeln. Mit deiner Transformation kannst du selbst die Veränderung sein, die du dir auf der Welt wünscht. Denn die Welt verändert sich durch dein Vorbild, nicht durch deine Meinung, wie es Paulo Coelho so treffend formuliert hat. Mache dir aber keine Illusionen: Dein Leben wird dadurch nicht immer leichter sein, wenn du mutiger aus deinem Herzen lebst. Du wirst auf jeden Fall stärker sein, weil du mehr aus der inneren Kraft heraus Entscheidungen triffst. Die Hindernisse sind deine Lehrer und helfen dir, dich weiterzuentwickeln. Lerne aus Fehlern, was noch gefehlt hat, und gib dir neue Chancen. Habe den Mut, deinen Ängsten zu begegnen, und lerne sie zu überwinden. Glaube an deine Träume und folge deinen Herzenswünschen. Du wirst staunen, wie du innerlich und äußerlich wachsen kannst, wenn du dir Großes zutraust. Folge dem Ruf deines Herzens und tue das, was sich für dich stimmig anfühlt. Zeige auch Herz für andere Menschen und begegne ihnen einfühlsam und respektvoll.

Mache aus deinem Leben ein Übungsfeld für dein Herz und deine spirituelle Entwicklung. Halte immer wieder inne und frage dich:

«Mein liebes Herz, was fühlst du jetzt?»

«Mein liebes Herz, und jetzt?»

Verbinde dich mit diesen zwei Fragen mit deiner Herzensweisheit. Deine innere Weisheit kennt die Antwort und den Weg. Finde die Antworten in dir selbst. Lass dich immer wieder tief im Herzen berühren und öffne dich für die Schönheit des einmaligen Augenblicks, der sich dir gerade offenbart. Je mehr du dein Herz weiten kannst, desto mehr wird es dir möglich sein, dich und andere Menschen bedingungslos anzunehmen und zu lieben.

Öffne dein großzügiges Herz und teile deine Liebe, dein Mitgefühl, deine Mitfreude und Gelassenheit mit vielen Menschen.

«Mögen alle Wesen mit dem Herzen im Einklang sein.»

«Mögen alle Wesen glücklich und frei sein.»

FAZIT

Dieses Buch hat dir viele Informationen über dein Herz als Organ und als Zentrum deiner spirituellen Entwicklung vermittelt. Ich würde mich freuen, wenn dir die vielen Reflexionsfragen helfen, dich besser kennenzulernen, und sie dich zu wichtigen Erkenntnissen führen oder geführt haben.

Ich hoffe, dass dir all die Fragen im Buch viele Antworten und neue Impulse für dein Leben geben können. Es würde mich freuen, wenn dich das Buch im Herzen berührt und inspiriert, noch mehr dem Ruf deines Herzens zu folgen.

In diesem Buch hast du zudem viele Informationen erhalten über die Wirkung und die Praxis der Herzmeditation.

Es würde mich freuen, wenn dir diese Anleitungen helfen, die verschiedenen Herzmeditationen selbst kennenzulernen und ihre Wirkungen zu erfahren.

Ich wünsche dir von Herzen, dass dieses Buch für dich heilsam und transformierend ist. Natürlich hoffe ich, dass es dir viele positive Impulse und Veränderungen ermöglicht, die sich auch in deinem Umfeld zeigen können.

Was meinst du, kannst du von diesem Buch in dein Leben übertragen?

____

____

____

____

____

Von Herzen wünsche ich dir gute Gesundheit, viel Freude, Erfolg und höchste Erfüllung in der Liebe

Alles Liebe, Remo

Vielen Dank für dein Vertrauen.
Ich bedanke mich für den Kauf und wünsche dir viel Freude und Erfolg beim Umsetzen.

BUCHBEWERTUNG

Wie interessant waren die Informationen zum Thema Herz und Meditation?

1 2 3 4 5 6 7 8 9 10

Wie hilfreich waren die Übungen und Reflexionsfragen?

1 2 3 4 5 6 7 8 9 10

Habe ich mich besser kennengelernt?

1 2 3 4 5 6 7 8 9 10

Inwieweit hat mir das Buch geholfen, mich mehr aufs Herz auszurichten?

1 2 3 4 5 6 7 8 9 10

Haben die Herzmeditationen mir positive Erfahrungen ermöglicht?

1 2 3 4 5 6 7 8 9 10

Habe ich die vier Herzensqualitäten durch das Buch verstärkt?

1 2 3 4 5 6 7 8 9 10

Wie gut hat mir dieses Buch gefallen?

1 2 3 4 5 6 7 8 9 10

Würde ich dieses Buch weiterempfehlen?

1 2 3 4 5 6 7 8 9 10

Was hat mich am Buch am meisten berührt und was am meisten inspiriert?

___

___

___

___

Wenn dir das Buch gefallen hat, kannst du mir eine Bewertung auf Amazon hinterlassen. Bei etwaigen Fragen kannst du mich unter info@ayuryoga.ch erreichen. Als kleines Geschenk kannst du mit dem Link: **https://www.youtube.com/watch?v=HKQciM5_BG4** eine Kurzversion der Maitri-Herzmeditation downloaden, in der du von mir angeleitet wirst.

Zusätzlich zum Buch empfehle ich dir den Herzmeditations-Onlinekurs, den du auf www.ayuryoga.ch findest. Sende mir einfach ein Foto dieses Buches an info@ayuryoga.ch, dann erhältst du für den Onlinekurs einen Gutschein von zehn Euro.

Herzlichen Dank

www.ayuryoga.ch/
herzmeditationskurs

LITERATURNACHWEISE UND QUELLENANGABEN

1. Mannschatz, Marie und Baur, Angelika: Buddhas Herzmeditation, GU, 2015, S. 17

2. Mannschatz, Marie und Baur, Angelika: Buddhas Herzmeditation, GU, 2015, S. 151

3. Dispenza, Joe: Werde Übernatürlich – Wie gewöhnliche Menschen das Ungewöhnliche erreichen, KOHA, 2017 S. 191

4. Grönemeyer, Dietrich: Dein Herz, Fischer Taschenbuch 2016

5. Deutsche Gesellschaft für Kardiologie, Oktober 2021

6. Rankin, Lissa: Mind over Medicine – Scientific proof that you can heal yourself, Hay House, 2013, Hardcover, S. 98-99

7. Ehrmann, Wilfried: Kohärentes Atmen – Atmung und Herz im Gleichklang, tao.de, 2016, S. 70

8. Cameron, O.G.: Visceral Sensory Neuroscience, Oxford University Press, 2002

9. Rittiner, Remo und Mittwede, Martin: Meditation ist das Herz des Yoga – Praxisbuch mit Übungen und Meditationen für ein friedvolles und freies Leben auf der Basis der Yogasutras, Biebergemünd,1. Auflage 2020

10. Rittiner, Remo und Mittwede, Martin: Meditation ist das Herz des Yoga, Biebergemünd,1. Auflage 2020

11. Haller, Reinhard: Das Wunder der Wertschätzung – Wie wir andere stark machen und dabei selbst stärker werden, GU, 2019, S. 71

12. Neff, Kristin: Selbstmitgefühl, Kailash, 2012, S. 69

13. Definition von Kohärenz vom Heart-Math-Institut in Kalifornien

14. Artikel von Stefan Schimming, European Journal of Social Psychology

15. Chamine, Shirzad: Positive Intelligence, Greenleaf Book Group Press

16. Müllner, Markus und Müllner, Caroline: Emotional intelligent führen – authentisch, motivierend, wirksam, Springer Gabler, 2021

17. Ramana Maharshi, https://1000-zitate.de/autor/Ramna+Maharshi/ zuletzt abgerufen am 28.04.2022

18. Dispenza, Joe: Werde Übernatürlich – Wie gewöhnliche Menschen das Ungewöhnliche erreichen, KOHA, 2017, S. 322

Ergänzende und weiterführende Literatur:

Dr. Watkins, Alan: Coherence – The science of exceptional leadership and Performance, KoganPage, 2. Auflage, 3 September 2021

Dr. Lohninger, Alfred: Herzratenvariabilität – Das Praxisbuch, Facultas Verlag, 2. Auflage, 29.September 2021

Prof. Dr.med. Dobos, Gustav: Das gestresste Herz, Goldmann Verlag, 1. Auflage, 2020

Dr. Childre und Howard Martin, et al.: The HeartMath Solution, HarperOne, 2011

Chamine, Shirzad: Positive Intelligence – Why Only 20% of Teams and Individuals Achieve Their True Potential and How You Can Achieve Yours, Greenleaf, 2012

Rittiner, Remo: Vertraue dem Meister in dir, Windpferd, 2013

ÜBER DEN AUTOR

Remo Rittiner, Yogalehrer, Yogatherapie-Experte und Meditationslehrer, Autor, Gründer des AyurYoga Centers in Zürich und internationaler Ausbilder für Yogalehrer, Yogatherapeuten und Weiterbilder für Meditation

Ausbildungen in Sozialpädagogik, Yogastudium und Ausbildung in Indien bei A. Mohan, Yogalehrer Ausbildung SYG, Weiterbildungen in Meditation bei diversen Lehrern aus der Yoga- und buddhistischen Tradition, langjährige Meditationserfahrung

Von Remo Rittiner sind bereits erschienen:

Das grosse Yogatherapiebuch, Via Nova, 2009

Vertraue dem Meister in dir, Windpferd, 2012

Yogatherapie und ganzheitliche Medizin, Via Nova, 2014

Heilmethode Nadi Muskeltherapie, Via Nova, 2016

Das grosse Ayur Yoga Praxisbuch, Via Nova, 2017

Meditation ist das Herz des Yoga, Selbstverlag, 2020

Informationen zu Kursen und Ausbildungen unter:

www.ayuryoga.ch

www.ayuryoga.ch